# 슬로
# 트레이닝
## 플 러 스

목표   2개월에 세 살 젊어지기!

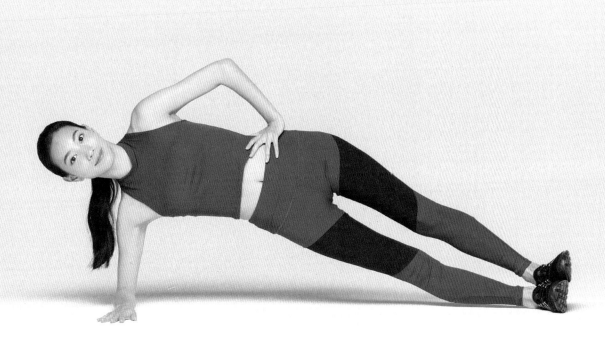

한스미디어

# 바쁜 세대일수록 근력 트레이닝을!

업무나 육아로 바쁜 세대는

몸을 움직이는 것이 좋다는 사실을 알면서도

러닝을 한다든가 피트니스센터에 다닐

시간을 마련하기가 어려울 수 있습니다.

"체력이 떨어지는 건 걱정 되지만, 운동할 시간이 없어!"

이런 사람에게 특히 추천하는 것이 바로 '근력 트레이닝'입니다.

근육을 단련하고 체력을 유지·강화하는 데 가장 효과적인 방법이지요.

'슬로 트레이닝 플러스' 메뉴는

특별한 장소나 도구, 운동신경이 없어도 무리 없이 실천할 수 있습니다.

일주일에 2~3일, 하루 10분 정도의 간단한 트레이닝으로

단련하고 싶은 근육을 크고 강하게 만들 수 있답니다.

30대에는 아직 근육의 쇠퇴를 자각하지 못할 것입니다.

하지만 40대가 되면 자녀의 운동회에 참여했다가 다치는 일이 종종

생기고, 50대 이후에는 일상생활 속에서도 체력 저하를 통감하게 됩니다.

아무것도 하지 않으면 근육은 계속해서 약해지지요.


근육을 단련하면 안 될 이유는 어디에도 없습니다.

10년 후, 20년 후, 그 이후의 자신을 위해

지금부터 근력 트레이닝을 시작합시다!

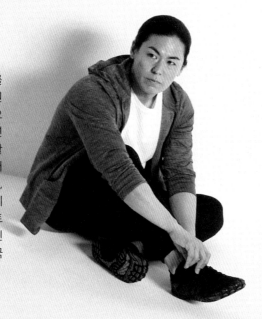

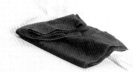

히가 가즈오(比嘉一雄)
퍼스널 트레이너. 와세다대학교를
졸업했으며, 도쿄대학교 대학원
이시이 나오카타 연구소 소속으
로서 현재는 '연구'와 '현장'을 연
결하는 하이브리드 트레이너로 활
동하고 있다. 또한 잡지 연재와 서
적 집필, 세미나와 피트니스센터,
피트니스 상품 감수 등의 활동에
도 힘을 쏟고 있다. 편심성 수축 트
레이닝(Eccentric training)에 특화된
전자 제어 트레이닝 머신으로 국
제적인 상을 받았다.

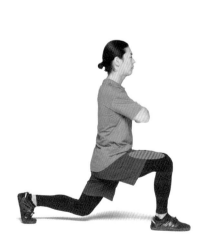

이 책에서 소개하는 트레이닝을 실천할 때 주의할 점

- 몸을 옥죄지 않으면서 움직이기 편한 옷을 입고 트레이닝하세요.
- 마루 등에서 트레이닝할 때는 요가 매트를 깔고 실내화를 신는 등 미끄러지지 않도록 주의하세요.
- 몸 컨디션이 나쁠 때나 열이 있을 때, 관절 등을 다쳤을 때, 임신 중, 식사 후에는 트레이닝을 삼가세요.
- 고혈압, 심장병 등의 지병이 있어 치료를 받고 있다면 트레이닝을 삼가세요.
- 트레이닝 중에 통증이 느껴진다면 무리하지 말고 중지하세요.
- 자신의 체력에 맞춰 무리가 가지 않는 범위에서 운동하세요.
- 한쪽 다리로 서기 등 불안정한 자세를 취할 경우는 넘어지지 않도록 주의하며, 무리하지 말고 벽 등을 이용하면서 안전하게 운동하세요.

# Contents

바쁜 세대일수록 근력 트레이닝을! ——————2

초보자의 의문을 시원하게 해소한다!
'근력 트레이닝 Q&A' : 히가 가즈오 ——————114

좋은 근육을 만들기 위한 10가지 식사 규칙 : 이시카와 미치 ——————118

근육 인덱스 ——————126

## 제 1 회
몸이 힘들지 않게 '근력 트레이닝'을
시작하자! ——————6

## 제 2 회
계단 오르기도 척척! ——————18
【 넓적다리 】

## 제 3 회
리드미컬하게 걷자! ——————28
【 엉덩이와 넓적다리 】

## 제 4 회
더는 넘어지지 않는다! ——————46
【 무릎 아래 】

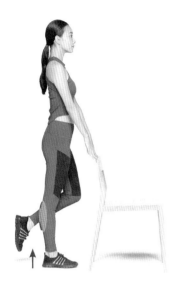

제 **5** 회

자세를 곧게! ——————————— 58

【 배 】

제 **6** 회

요통을 예방한다! ——————————— 74

【 등과 허리 】

제 **7** 회

팔을 가볍게 올리자! ——————————— 84

【 어깨 】

제 **8** 회

무거운 물건도 가볍게 들어 올린다! ——————— 98

【 팔 】

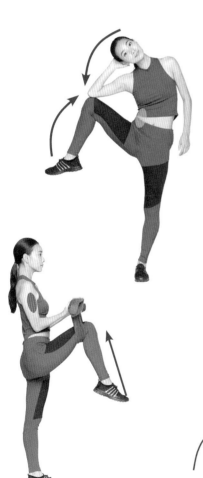

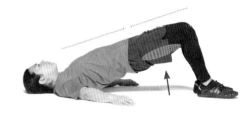

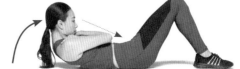

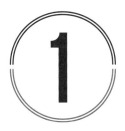

# 몸이 힘들지 않게
# '근력 트레이닝'을 시작하자!

이시이 나오카타 , 히가 가즈오

혹시 '걷는 속도가 느려졌다', '계단을 오르기가 부담스럽다', '무거운 짐을 들기가 힘들다' 등 예전보다 체력이 떨어졌다는 느낌을 받은 적은 없습니까? 아무것도 하지 않고 가만히 있으면 인간의 근력은 나이와 함께 저하됩니다. 그렇다면 근력의 저하를 막기 위해서는 어떻게 해야 할까요? 먼저 근력을 효율적으로 유지·강화하는 '근력 트레이닝'에 관해 살펴봅시다.

# 일상에서 체감하기 쉬운 7가지 변화

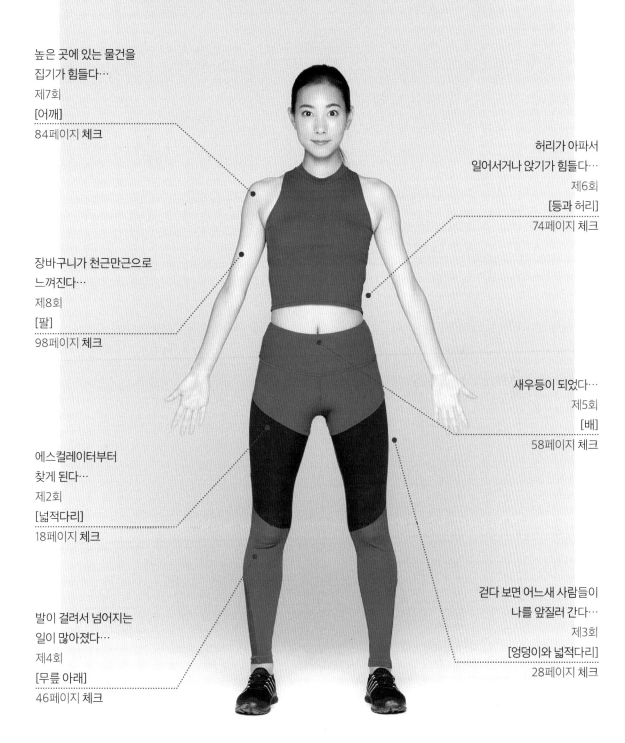

높은 곳에 있는 물건을
집기가 힘들다…
제7회
[어깨]
84페이지 체크

허리가 아파서
일어서거나 앉기가 힘들다…
제6회
[등과 허리]
74페이지 체크

장바구니가 천근만근으로
느껴진다…
제8회
[팔]
98페이지 체크

새우등이 되었다…
제5회
[배]
58페이지 체크

에스컬레이터부터
찾게 된다…
제2회
[넓적다리]
18페이지 체크

걷다 보면 어느새 사람들이
나를 앞질러 간다…
제3회
[엉덩이와 넓적다리]
28페이지 체크

발이 걸려서 넘어지는
일이 많아졌다…
제4회
[무릎 아래]
46페이지 체크

# 가장 효율성이 좋으면서 초보자에게 최적인 근력 트레이닝을 가르쳐드립니다!

일상생활을 하면서 체력이 떨어진 것을 느꼈다면 바쁜 사람일수록 '근력 트레이닝'을 하는 것이 좋습니다.
근력 트레이닝의 장점과 효율적으로 근육을 단련하는 방법을 이시이 나오카타 교수에게 배워봅시다.

## 왜 근력 트레이닝이 필요할까?

일이나 육아로 바쁜 세대는 몸이 약해져서 생활에 지장을 주는 상황이 아직 잘 상상되지 않을지도 모릅니다. 하지만 일상생활 속에서 예전에는 쉽게 할 수 있었던 일에 대해 '어라? 이게 이렇게 힘들었던가?'라는 생각이 들 때가 많아졌다면 그때가 바로 '근력 트레이닝'을 시작할 시기입니다.

건강과 노화 방지를 위한 근력 트레이닝에 해박한 이시이 교수는 "고령이 된 뒤가 아니라 젊어서 아직 여력이 있을 때부터 근육을 단련하는 것이 중요합니다"라고 말합니다. 근육을 키워놓으면 나이가 듦으로써 일어나는 여러 가지 건강 문제를 예방할 수 있기 때문입니다.

최근 들어서 자주 등장하는 건강 문제에 관한 키워드로 '사코페니아(Sarcopenia: 근육 감소증)', '로코모티브 신드롬(Locomotive Syndrome: 운동 기능 저하 증후군)', '프레일티(Frailty: 허약 상태)'가 있습니다. 나이가 들면서 근육량이나 근력이 저하되는 것을 '사코페니아'라고 하는데, 일상의 기본적인 동작을 원활하게 하지 못하게 되는 '로코모티브 신드롬'이나 활동량이 감소함에 따라 허약한 상태가 되는 '프레일티'는 이 '사코페니아'와 관계가 있습니다. '로코모티브 신드롬'이나 '프레일티' 상태가 진행되면 누군가의 도움 없이는 생활할 수 없는 '돌봄 필요 상태'에 빠질 수도 있지요. 그렇게 되지 않도록 '근력 트레이닝'이 필요합니다.

## 【 건강 문제에 관한 키워드 】

### 사코페니아

나이를 먹음에 따라 근육량과 근력이 감소하고 신체 기능이 저하되는 것.

### 로코모티브 신드롬

근육이나 관절, 뼈 등이 약해져서 '걷기', '일어서기' 같은 기본적인 동작을 원활하게 할 수 없게 되는 것. 운동 기능 저하 증후군이라고도 한다. 로코모티브 신드롬의 시작이 되는 증상으로는 사코페니아(근육), 변형성 관절증(관절), 골다공증(뼈) 등이 있다.

### 프레일티

몸이 허약 상태가 되는 것. 나이를 먹어 활동량이 저하되면 에너지 소비량이 감소하고, 이 때문에 식욕이 떨어져서 저영양 상태가 되며, 이것이 근육량이나 근력의 감소(사코페니아)로 이어진다. 이런 악순환을 프레일티 사이클이라고 부른다. 넘어지거나 뼈가 부러지거나 만성 질환이 악화되면서 이를 계기로 외출 거부나 인지 기능 저하 등을 일으킬 위험성도 높아진다.

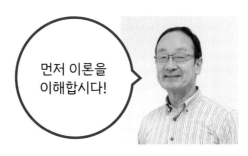

먼저 이론을 이해합시다!

**이시이 나오카타**

도쿄대학교 대학원 교수. 스포츠첨단 과학연구거점 거점장. 이학 박사. 전문 분야는 신체 운동 과학, 근생리학, 트레이닝 과학. '슬로 트레이닝' 연구의 일인자로 알려져 있다. '근육 박사'로서 텔레비전 방송과 잡지에서도 활약 중.

# 근력 트레이닝은 최단 거리로 목표에 도달하는 방법

"사람의 근육은 아무것도 하지 않고 가만히 있으면 나이가 들면서 계속 약해져갑니다. 하체의 근육량은 30세를 정점으로 서서히 감소하기 시작해서, 40세부터는 감소율이 가속화됩니다. 그리고 80세가 되면 근육량은 약 절반이 되어버리지요. 그러니 근육량의 저하를 어떻게든 막아야 합니다. 그런데 운동을 하고 싶지만 시간이 부족한 사람도 많을 것입니다. 근력 트레이닝은 그런 사람에게 딱 어울리는 해결책입니다." (이시이 씨)

근력 트레이닝에는 여러 가지 이점이 있습니다. 첫 번째 이점은 단시간에 필요한 근육을 단련할 수 있다는 것입니다. 단련할 근육을 결정한 다음 10분 정도의 트레이닝을 주 2~3회만 해도 확실하게 근육을 강하고 굵게 만들 수 있지요. 두 번째 이점은 장소에 구애받지 않고 혼자서 할 수 있다는 점입니다. 방법만 익히면 굳이 피트니스센터에 가지 않아도 자신의 페이스로 무리 없이 근력 트레이닝을 할 수 있습니다. 세 번째 이점은 스포츠에 소질이 없는 사람도 할 수 있다는 점입니다. 스포츠에는 기술이나 센스가 필요하지만, 근력 트레이닝의 움직임은 누구나 할 수 있을 만큼 단순합니다. "근력 트레이닝은 근육을 단련한다는 목표에 최단 거리로 도달하는 방법입니다. 바쁜 세대일수록 근력 트레이닝을 해야 하는 이유이지요."(이시이 씨)

근력 트레이닝에는 여러 종류가 있는데, 그중에서도 특히 추천하는 것은 '슬로 트레이닝'과 '익센트릭 트레이닝'입니다. 이 두 가지는 근력 트레이닝 초보자도 안전하게 할 수 있지요. 다음 페이지부터 자세히 소개하겠습니다.

**【 근육량 상승의 메커니즘 】**

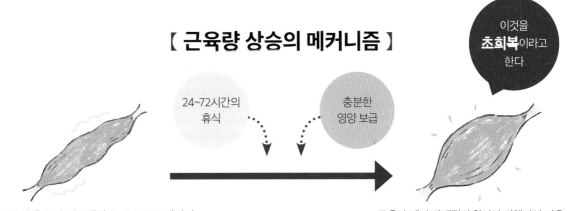

이것을 **초회복**이라고 한다

24~72시간의 휴식

충분한 영양 보급

근육이 충분히 피곤해질(상처를 입을) 때까지 근력 트레이닝을 한다.

근육 속에서 단백질의 합성이 진행되어 더욱 굵고 강해진다.

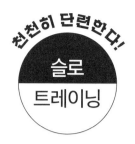

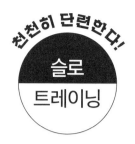

천천히 단련한다!

**슬로
트레이닝**

# 근육에 자신이 없는 사람에게 안성맞춤!

## 슬로 트레이닝이란?

근력 트레이닝이라고 하면 피트니스센터에 가서 기구를 사용하거나 무거운 바벨을 들어 올리는 식의 트레이닝을 떠올리는 사람이 많을지 모릅니다. 하지만 여기에서 소개하는 '슬로 트레이닝'은 자신의 체중을 이용하는 자중(自重) 트레이닝이기에 부상 우려 없이 안전하게 할 수 있습니다.

'슬로 트레이닝'의 특징은 동작 하나하나를 쉬지 않고 천천히 하는 것입니다. 예를 들어 오른쪽 페이지에 소개된 스쿼트의 경우, 4초에 걸쳐 천천히 웅크리고 4초에 걸쳐 천천히 일어섭니다. 그러면 근육 내의 혈액 흐름이 제한되어 산소 결핍 상태가 되기 때문에 무거운 부하를 줘서 트레이닝을 했을 때와 똑같은 근육 환경이 됩니다. 그래서 적은 횟수로도 근육이 피로해져 '힘들다'고 느끼기 때문에 근육을 효율적으로 단련할 수 있습니다.

중요한 것은 횟수가 아니라 '힘들어!'라고 느끼는 자신의 감각입니다. 처음에는 '힘들어!'라고 느끼는 횟수×3세트를 목표로 삼으세요. 숨을 멈추지 말고 자연스럽게 호흡하면서 운동하세요.

## 【 효과를 높이는 포인트 】

각각의 동작을
4초에 걸쳐서 한다.

근육을 천천히
움직이며,
계속 힘을 준다.

관절이나 자세를
고정하지 말고
계속 움직인다.

횟수를 정해놓지
말고 '힘들어!'라고
느끼는 횟수를
3세트 한다.

# 슬로 트레이닝의 원리

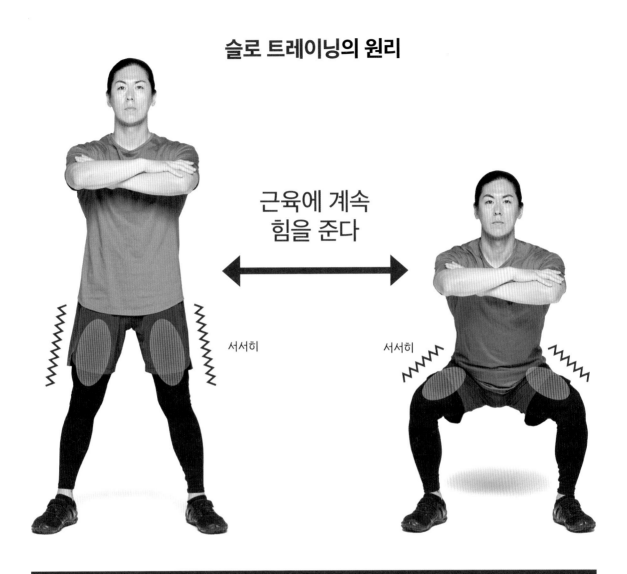

근육에 계속
힘을 준다

서서히 　　　　　 서서히

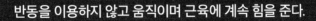
반동을 이용하지 않고 움직이며 근육에 계속 힘을 준다.

▼

근육이 수축된 상태가 계속되어 근육 내부의 혈액 흐름이 제한된다.

근육은 강도 높은
운동을 했다고
착각한다.

▼

적은 횟수로도 '힘들어!'라고 느껴 근육이 단련된다!

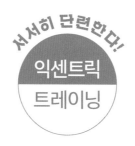

# 표준 근력인 사람은 도전해보자!

## 익센트릭 트레이닝이란?

'익센트릭 트레이닝'은 근육의 브레이크 동작, 즉 근육이 버티는 힘을 이용한 근력 트레이닝입니다.

예를 들어, 오른쪽 페이지처럼 짐을 들어 올릴 때는 근육이 수축되어 불끈 부풀어 오르며 힘이 들어갑니다. 반대로 짐을 내릴 때는 원래대로 돌아가지요. 내릴 때는 근육을 사용하지 않는다고 생각하기 쉬운데, 사실은 팔을 내리는 속도를 조절해야 하기 때문에 잡아 늘어지면서 힘을 발휘합니다.

근육은 들어 올리는 것보다 브레이크를 걸면서 내리는 것을 더 잘합니다. 그래서 들어 올릴 때보다 내릴 때 근섬유(근육을 구성하는 세포)를 더 적게 사용합니다. 뇌는 내리는 동작을 편하게 느끼지만 근육에는 확실하게 자극을 줄 수 있습니다. 하지만 근섬유 한 가닥에 걸리는 부하는 커지므로 근육통이 생기기 쉬워집니다. 그러니 처음에는 너무 심하게 하지 않도록 주의하세요.

## 【 효과를 높이기 위한 포인트 】

근육을
늘일 때는 최대한
천천히 한다.

근육에 힘이
들어간 것을
느낀다.

횟수를
정해놓지 말고
'힘들어!'라고 느끼는
횟수를 2세트
한다.

익숙해지기 전에는
근육통이 생기기
쉬우니 너무 많이
하지 않도록
주의한다.

# 익센트릭 트레이닝의 원리

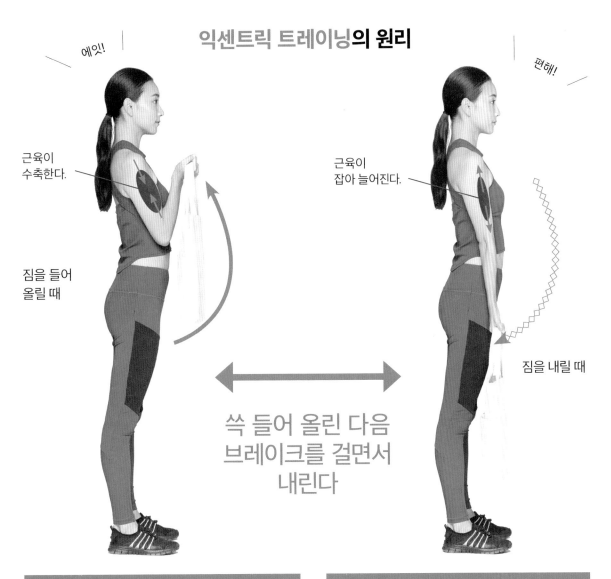

에잇!

근육이
수축한다.

짐을 들어
올릴 때

편해!

근육이
잡아 늘어진다.

짐을 내릴 때

쓱 들어 올린 다음
브레이크를 걸면서
내린다

뇌는 '들어 올리는 것은 힘들다'고 생각한다.

근섬유가 무게만큼 확실히 일한다.

근육이 수축되며 힘이 들어간다.

뇌는 '내리는 것은 편하다'고 생각한다.

근섬유가 절약 모드로 일한다.

근육이 늘어나며 힘이 들어간다.

동작은 편하지만 근육에 자극을 준다!

# 근력 수준을 체크하자!

지금의 근력 수준을 대략 파악할 수 있는 두 가지 테스트를 소개합니다.
시계나 스마트폰의 스톱워치 기능을 이용해서 직접 측정하거나 가족에게 측정을 부탁하세요.
※ 맨발로 하거나 굽이 없고 활동하기 편한 신발을 신는다. ※ 무릎 통증, 요통이 있을 경우는 무리하지 않는다.

## ☑ 의자에서 일어서기 테스트

의자를 이용해 '서기', '앉기'를 반복해서 하체 근육의 힘을 체크합니다.

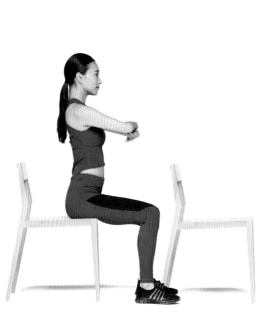

**1**

다리를 살짝 벌리고 의자에 얕게 앉는다. 가슴 앞에서 사진처럼 팔짱을 끼고 등을 곧게 편다.

**2**

반동을 이용하지 않고 의자에서 곧게 일어선다. **1~2**의 동작을 10회 빠르게 반복하고 그 시간을 측정한다.

---

**측정 시간을 체크**

'문제없음'인 사람은 현재 상태의 유지를 목표로 '슬로 트레이닝+익센트릭 트레이닝 기본 메뉴의 조합', '슬로 트레이닝+익센트릭 트레이닝 기본 이외의 메뉴'(16페이지)로.
'느림'인 사람은 근력 레벨이 저하되었을 가능성이 있으므로 '슬로 트레이닝 기본 메뉴'(16페이지)로.

| 연령 | 남성 | | 여성 | |
|---|---|---|---|---|
| | 문제없음 | 느림 | 문제없음 | 느림 |
| 20~39세 | 9초대까지 | 10초 이상 | 9초대까지 | 10초 이상 |
| 40~49세 | 10초대까지 | 11초 이상 | 10초대까지 | 11초 이상 |
| 50~59세 | 12초대까지 | 13초 이상 | 12초대까지 | 13초 이상 |
| 60~69세 | 13초대까지 | 14초 이상 | 16초대까지 | 17초 이상 |
| 70세~ | 17초대까지 | 18초 이상 | 20초대까지 | 21초 이상 |

# ☑ 한 발 서기 테스트

한 발 서기를 하고 두 눈을 감아서 엉덩이와 배 주위 근육의 힘과 균형 감각을 체크합니다.

**1** 양손을 허리에 대고 한 쪽 무릎을 굽혀서 한 발 서기를 한다.

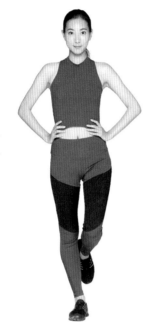

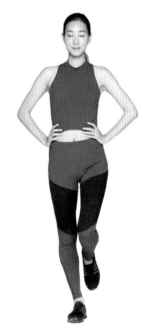

**2** 두 눈을 감고 시간을 측정한다. 축 발의 위치가 조금이라도 움직이거나 들어 올린 발이 바닥에 닿는 순간 테스트를 종료한다. 왼발과 오른발을 각각 테스트해서 더 긴 시간으로 근력 레벨을 체크한다.

## 측정 시간을 체크

'문제없음'인 사람은 현재 상태의 유지를 목표로 '슬로 트레이닝+익센트릭 트레이닝 기본 메뉴의 조합', '슬로 트레이닝+익센트릭 트레이닝 기본 이외의 메뉴'(16페이지)로.
'요주의'인 사람은 근력 레벨이 저하되었을 가능성이 있으므로 '슬로 트레이닝 기본 메뉴'(16페이지)로.
'지금 당장 근력 트레이닝'인 사람은 근력이 이미 저하되었으니 '슬로 트레이닝 기본 메뉴'(16페이지)를 즉시 시작하자.

| 30초 이상 | 문제없음 |
|---|---|
| 10~29초 | 요주의 |
| 9초 이하 | 지금 당장 근력 트레이닝! |

자, 실천해 봅시다!

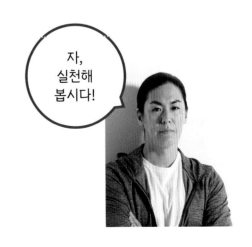

# '슬로 트레이닝' + '익센트릭 트레이닝'의 효과적인 방법

근력 트레이닝을 계속하려면 효과를 실감할 수 있어야 합니다.
근력 트레이닝의 효과가 좀처럼 나타나지 않는다면 잘못된 방법으로 트레이닝하고 있을 가능성이 큽니다!
금방 효과가 나타나는 올바른 방법으로 확실히 근력을 단련합시다.

## ☑ 진행법

| 슬로 트레이닝의 기본 메뉴 | 슬로 트레이닝 + 익센트릭 트레이닝 기본 메뉴의 조합 | 슬로 트레이닝 + 익센트릭 트레이닝 기본 이외의 메뉴 |
|---|---|---|

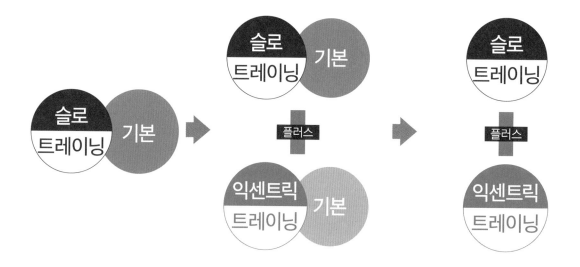

근력에 자신이 없는 사람은 먼저 '슬로 트레이닝'부터 시작해서 몸이 익숙해지도록 만드세요. 각 부위 모두 '기본' 표시가 붙어 있는 '슬로 트레이닝'을 추천합니다.

'슬로 트레이닝'을 어느 정도 해서 몸이 익숙해졌으면 '슬로 트레이닝'+'익센트릭 트레이닝'을 조합해서 합니다. 각 부위 모두 처음에는 '기본의 조합'으로 소개한 메뉴를 실천하세요.

'기본의 조합'이 조금 지겨워졌다면 기본 이외의 메뉴에서 마음에 드는 것을 선택해서 운동하세요. 단련하는 부위가 같더라도 이따금 메뉴를 바꿔주면 근육에 좋은 자극이 됩니다.

# ☑ 1주일 프로그램의 예

근력 트레이닝은 한 부위당 주 2~3회 하면 충분합니다. 근육을 크고 강하게 만들려면 근력 트레이닝 후에 근육의 손상을 회복할 시간이 필요하므로 다음 근력 트레이닝까지 2~3일은 간격을 띄우세요. 부위가 다르다면 하루에 두 곳 이상을 해도 됩니다. 자신이 단련하고 싶은 부위나 라이프 스타일에 맞춰서 일정을 세우세요.

지금까지 운동을 거의 안 했던 사람이 먼저 해야 할 것은 평생 정상적으로 생활하기 위해 중요한 하반신의 강화입니다. 어딘가 한 부위를 선택한다면 '넓적다리'부터 시작하세요. 익숙해지면 엉덩이, 무릎 아래, 상체의 순서로 단련할 것을 추천합니다.

## CASE 1

| | 부분적으로 단련하고 싶다 |
|---|---|
| 월 | 트레이닝 [1부위] |
| 화 | 휴식 |
| 수 | 휴식 |
| 목 | 트레이닝 [1부위] |
| 금 | 휴식 |
| 토 | 휴식 |
| 일 | 휴식 |

## CASE 2

| | 주 2일로 온몸을 단련하고 싶다 |
|---|---|
| 월 | 트레이닝 [모든 부위] |
| 화 | 휴식 |
| 수 | 휴식 |
| 목 | 트레이닝 [모든 부위] |
| 금 | 휴식 |
| 토 | 휴식 |
| 일 | 휴식 |

## CASE 3

| | 하반신을 단련하고 싶다 |
|---|---|
| 월 | 트레이닝 [넓적다리] |
| 화 | 트레이닝 [엉덩이와 넓적다리] |
| 수 | 트레이닝 [무릎 아래] |
| 목 | 트레이닝 [넓적다리] |
| 금 | 트레이닝 [엉덩이와 넓적다리] |
| 토 | 트레이닝 [무릎 아래] |
| 일 | 휴식 |

# ② 

# 계단 오르기도 척척!

# 【 넓적다리 】

'계단을 오르기가 힘들다', '의자에서 벌떡 일어설 수가 없다'는 사람은 넓적다리의 앞쪽에 있는 근육(대퇴사두근)이 약해졌을지도 모릅니다. 이 근육은 걷거나 일어서거나 할 때 반드시 사용하는, 일상생활을 하는 데 매우 중요한 근육이지요. 두 가지 트레이닝을 조합해서 근력의 저하를 방지하세요.

# '슬로 트레이닝'+'익센트릭 트레이닝'

## 기본 메뉴의 조합

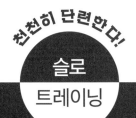

**천천히 단련한다!**

### 슬로
### 트레이닝

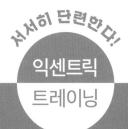

**서서히 단련한다!**

### 익센트릭
### 트레이닝

p.20

# 슬로 스쿼트

스쿼트를 천천히 하면 적은 횟수로도
높은 효과를 낼 수 있습니다.

p.24

# 플라밍고 스쿼트

두 다리로 쓱 일어섰다가 한 다리로 서서히 앉으며,
편안한 동작으로 단련합니다.

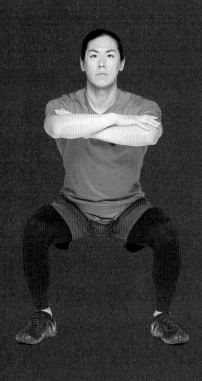

플러스

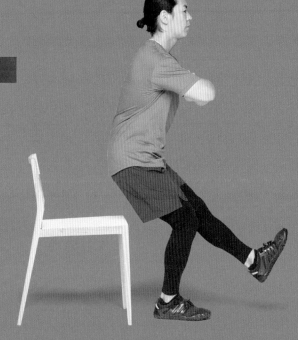

슬로 트레이닝부터 시작해 익숙해지면 기본 메뉴의 조합, 그 밖의 메뉴에 도전!

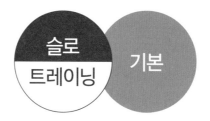

# 슬로 스쿼트

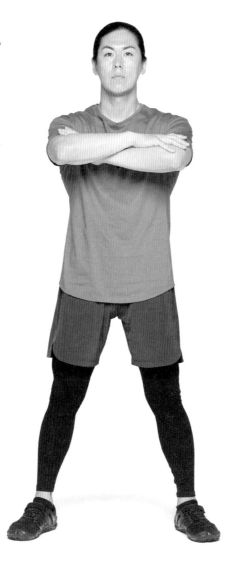

등을 곧게 편 채 천천히 허리를 낮추고, 다시 천천히 일어섭니다. 뒤에 있는 의자에 앉는다고 생각하면서 하십시오. 도중에 힘을 빼지 말고 근육을 계속 사용하는 것이 포인트입니다. 횟수는 적더라도 넓적다리 앞쪽의 근육이 뻣뻣해져서 힘들어진다면 목표 달성입니다.

**1**

다리를 어깨너비보다 조금 벌려서 선다. 팔은 가슴 앞에서 가볍게 팔짱을 낀다.

천천히
일어선다

4초

발끝은 살짝
바깥쪽을 향한다.

# 2

엉덩이를 뒤로 내밀면서 4초에 걸쳐 몸을 웅크리고, 다시 4초에 걸쳐 **1**의 자세로 돌아간다. 이때 무릎은 완전히 펴지 않는다. '힘들어!'라고 느낄 때 까지 이 동작을 반복한다.

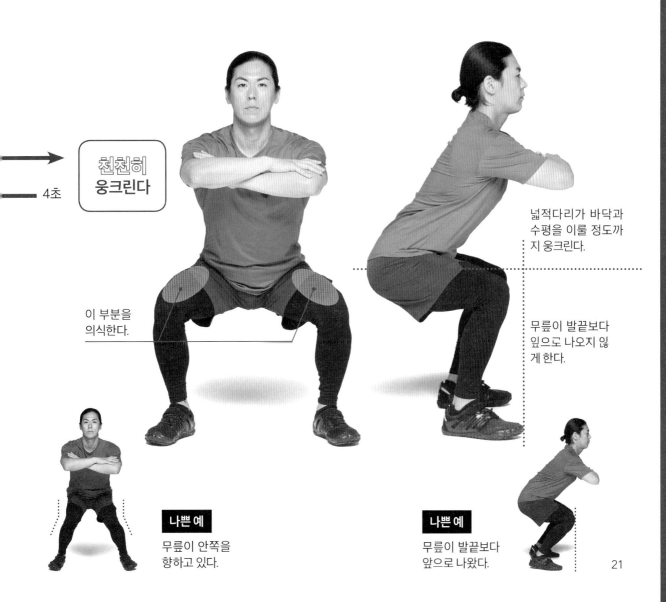

4초

천천히
웅크린다

이 부분을
의식한다.

넓적다리가 바닥과
수평을 이룰 정도까
지 웅크린다.

무릎이 발끝보다
잎으로 나오지 잃
게 한다.

**나쁜 예**
무릎이 안쪽을
향하고 있다.

**나쁜 예**
무릎이 발끝보다
앞으로 나왔다.

21

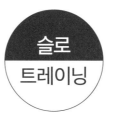

# 전후 스쿼트

**1**

한쪽 다리를 앞으로 크게 내딛어서
발을 앞뒤로 벌린다.

다리를 앞뒤로 벌린 상태에서 하는 스쿼트입니다. 상체를 수직으로 낮추듯이 무릎을 깊게 굽히고, 등을 곧게 편 상태를 유지하면서 다시 일어섭니다. 천천히 하면 앞으로 내민 넓적다리에 효과가 나타날 것입니다. 동작 중에 몸이 휘청거린다면 의자나 벽에 의지하면서 하세요.

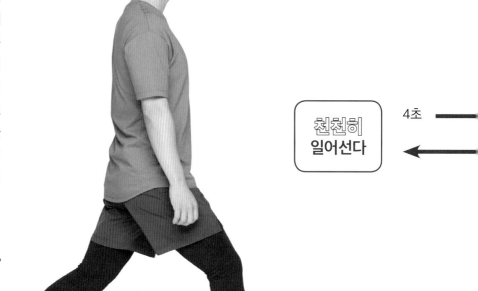

천천히
일어선다

4초

22

# 2

무게중심을 수직으로 내리듯이 무릎을 굽히면서 4초에 걸쳐 몸을 낮추
고, 다시 4초에 걸쳐 **1**의 자세로 돌아간다. '힘들어!'라고 느낄 때까지 이
동작을 반복한다. 반대쪽도 똑같이 한다.

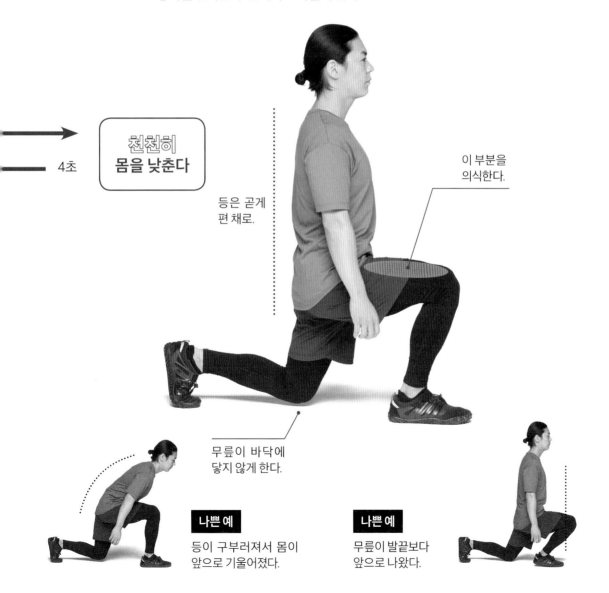

4초

**천천히
몸을 낮춘다**

등은 곧게
편 채로.

이 부분을
의식한다.

무릎이 바닥에
닿지 않게 한다.

**나쁜 예**
등이 구부러져서 몸이
앞으로 기울어졌다.

**나쁜 예**
무릎이 발끝보다
앞으로 나왔다.

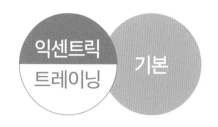

익센트릭
트레이닝
기본

# 플라밍고 스쿼트

사람은 의자에서 일어서는 동작보다 의자에 앉는 동작을 더 편하게 느낍니다. 그런데 사실 앉을 때의 동작은 힘들게 느껴지지 않음에도 트레이닝 효과가 있지요. 플라밍고 스쿼트는 그 원리를 이용한 트레이닝입니다. 의자에 빠르게 앉지 말고 서서히 앉는 것이 효과를 높이는 포인트입니다.

## 1

의자에 얕게 앉는다. 팔은 가슴 앞에서 가볍게 팔짱을 낀다.

## 2

두 다리로 일어선다.

일어선다

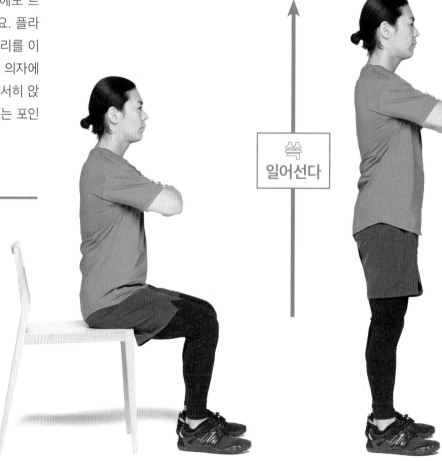

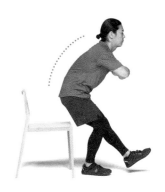

# 3

한쪽 다리를 비스듬하게
앞으로 내민다.

# 4

무릎을 천천히 굽히며 상체를 낮춘다. 엉덩이가 의자의
좌면(座面)에 닿으면 **1**의 자세로 돌아간다. '힘들어!'라고
느낄 때까지 이 동작을 반복한다. 반대쪽도 똑같이 한다.

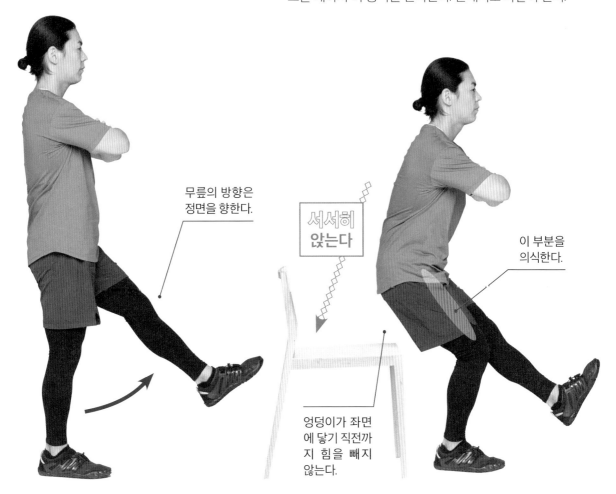

무릎의 방향은
정면을 향한다.

서서히
앉는다

이 부분을
의식한다.

엉덩이가 좌면
에 닿기 직전까
지 힘을 빼지
않는다.

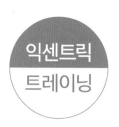

# 역동적으로 발 내딛기

## 1

다리를 어깨너비로 벌리
고 선다. 팔은 가슴 앞에
서 가볍게 팔짱을 낀다.

## 2

한쪽 무릎을 굽히며 다리를 들어 올리고,
들어 올린 다리를 크게 앞으로 내민다.

앞으로 내민 다리를 착지시키
는 동작은 몸을 지탱하는 힘
을 발동시키기 때문에 넓적다
리 앞쪽에 효과적인 트레이닝
이 됩니다. 스타트 포지션으
로 돌아갈 때는 두 손을 넓적
다리에 대고 힘을 주면서 돌
아가면 됩니다. 익숙해지기
전까지는 발을 크게 내딛지
않아도 괜찮습니다.

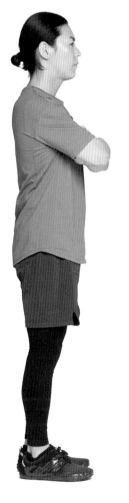
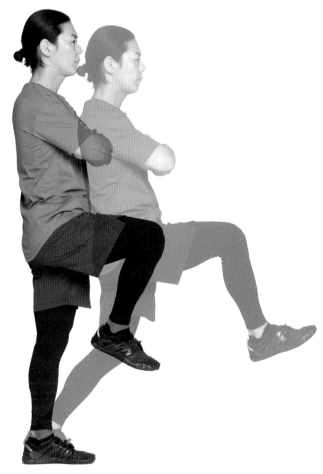

처음에는 내딛는 폭이 좁아도 괜찮다. 익숙해지면 조금씩 폭을 넓히자.

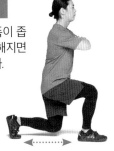

**나쁜 예**

무릎이 발끝보다 앞으로 나왔다.

등이 구부러져서 몸이 앞으로 기울어졌다.

# 3

내민 다리를 착지시키고, 무릎을 깊게 굽히며 상체를 낮춘다.

# 4

양손을 앞으로 내딛은 다리의 넓적다리에 올려놓고 그것을 받침대로 삼으며 일어선다. '힘들어!'라고 느낄 때까지 이 동작을 반복한다. 반대쪽도 똑같이 한다.

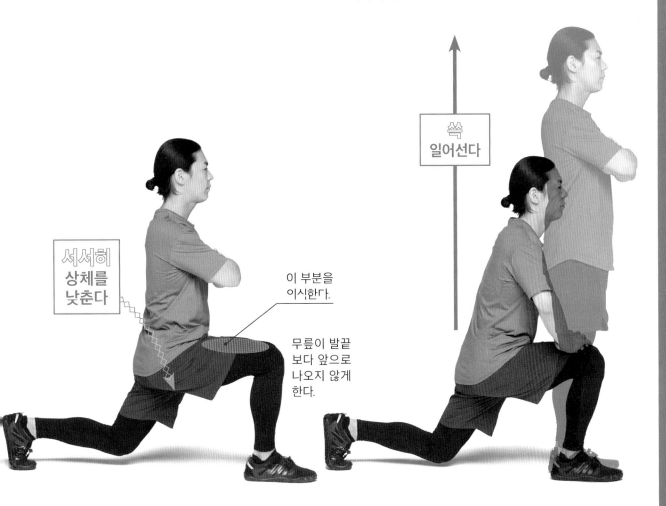

서서히 상체를 낮춘다

이 부분을 이시한다.

무릎이 발끝보다 앞으로 나오지 않게 한다.

쓱 일어선다

# 3

# 리드미컬하게 걷자!

# 【 엉덩이와 넓적다리 】

엉덩이 근육(대둔근)과 넓적다리 뒤쪽의 근육(햄스트링)이 튼실하면 장시간을 걸어도 피곤해지지 않으므로 쇼핑이나 여행이 더욱 쾌적해질 것입니다. 이 두 근육은 걷는 속도와도 관계가 있으니, '전보다 걷는 속도가 느려졌어'라고 느끼는 사람은 즉시 시작해보세요.

## '슬로 트레이닝' + '익센트릭 트레이닝'
## 기본 메뉴의 조합

천천히 단련한다!

### 슬로
### 트레이닝

서서히 단련한다!

### 익센트릭
### 트레이닝

p.30

【 엉덩이 】

p.34

## 백 키킹

엉덩이의 근육을 의식하면서
다리를 뒤로 올립니다.

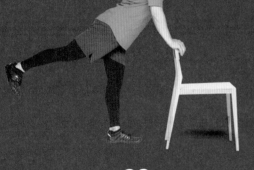

플러스

## 한쪽 다리 교차

엉덩이의 근육으로 축 발을
지탱하면서 다리를 뒤로
교차시킵니다.

p.38

【 넙적다리 뒤쪽 】

p.42

## 골반 올리기

넙적다리 뒤쪽의 근육을 사용해서
골반을 들어 올립니다.

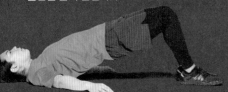

플러스

## 한쪽 다리 내리기

한쪽 발로 바닥을 누르면서 천천히 내립니다.

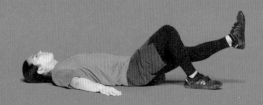

슬로 트레이닝부터 시작해 익숙해지면 기본 메뉴의 조합, 그 밖의 메뉴에 도전!

## 【 엉덩이 】

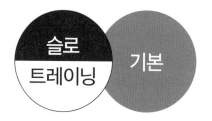
슬로
트레이닝
기본

# 백 키킹

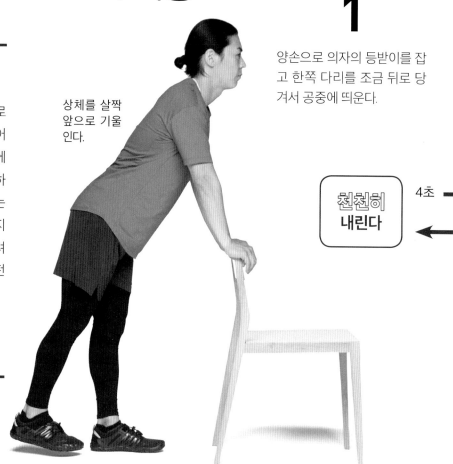

**1**

양손으로 의자의 등받이를 잡고 한쪽 다리를 조금 뒤로 당겨서 공중에 띄운다.

상체를 살짝 앞으로 기울인다.

의자의 등받이를 받침대로 삼아 한쪽 다리를 뒤로 들어 올립니다. 엉덩이의 근육에 계속 힘이 들어가도록 의식하면서 다리를 천천히 움직이는 것이 포인트입니다. 익숙해지면 조금 강도를 높여 '엎드려 백 키킹'(31페이지)에도 도전해보세요.

천천히 내린다

4초

발을 띄운 채로 반복한다.

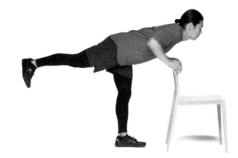

**나쁜 예**

다리를 올렸을 때 상체가 앞으로 너무 기울어졌다.

# 2

고관절을 받침점으로 삼아 4초에 걸쳐 다리를 뒤로 올리고, 다시 4초에 걸쳐 **1**의 자세로 돌아간다. '힘들어!'라고 느낄 때까지 이 동작을 반복한다. 반대쪽도 똑같이 한다.

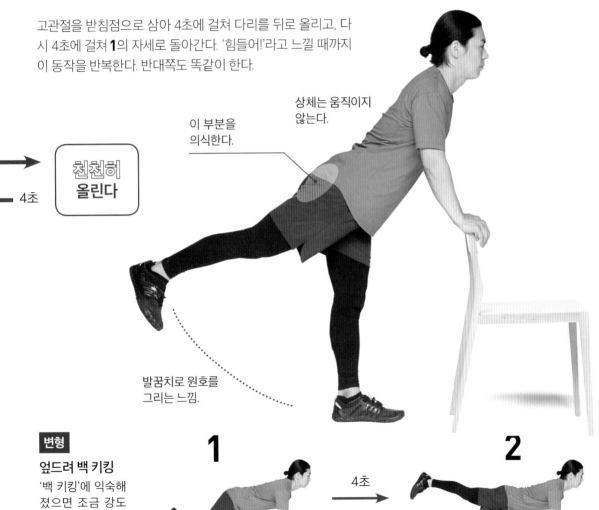

이 부분을 의식한다.

상체는 움직이지 않는다.

천천히 올린다

4초

발꿈치로 원호를 그리는 느낌.

**변형**

**엎드려 백 키킹**

'백 키킹'에 익숙해졌으면 조금 강도를 높여 바닥에 엎드려서 해보자.

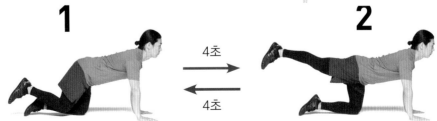

# 1

양손과 양 무릎을 바닥에 대고, 등을 곧게 편 채로 얼굴을 들어 올린다. 한쪽 무릎을 살짝 띄운다.

4초

4초

# 2

4초에 걸쳐 넓적다리가 바닥과 수평을 이룰 때까지 다리를 들어 올리고, 다시 4초에 걸쳐 **1**의 자세로 돌아간다. 무릎을 띄운 채로 반복한다.

## [ 엉덩이 ]

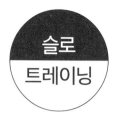

슬로
트레이닝

# 한쪽 다리로 서서 상체 올리기

## 1

한쪽 다리로 서서 몸을 앞으로 쓰러뜨린 다음, 상체를 천천히 들어 올립니다. 이때 축발의 엉덩이 근육을 의식적으로 사용하세요. 힘을 계속 주면서 움직이면 근육을 단련할 수가 있습니다. 익숙해지기 전까지는 '의자를 잡고 한쪽 다리로 서서 상체 올리기'(33페이지)를 해도 좋습니다.

한쪽 다리를 뒤로 올리고 상체를 앞으로 쓰러뜨린다. 양손을 아래로 내려서 손끝을 바닥에 댄다.

천천히
**상체를 앞으로
기울인다**

4초

등을 곧게 편다.

시선은 정면을
향한다.

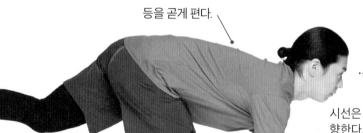

무릎은 가볍게
구부린다.

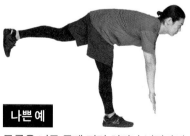

**나쁜 예**

무릎을 너무 곧게 펴면 허리나 넓적다리
뒤쪽을 다칠 수 있으니 주의한다.

→

4초

천천히
**상체를
들어 올린다**

# 2

고관절을 받침점으로 삼아 4초에 걸쳐 상체를 들어 올리고, 다시 4초에 걸쳐 **1**의 자세로 돌아간다. '힘들어!'라고 느낄 때까지 이 동작을 반복한다. 반대쪽도 똑같이 한다.

이 부분을
의식한다.

다리를 띄운 채로
반복한다.

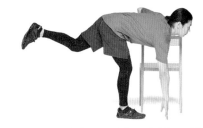

## 1

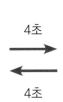

## 2

4초

4초

**변형**

### 의자를 잡고 한쪽 다리로
### 서서 상체 올리기

몸이 휘청거린다면 의자의 등받이에 가볍게 손을 대고 하자.

등받이가 내 쪽을 향하도록 의자를 옆에 놓고 한 손을 등받이에 댄다. 의자와 가까운 쪽 발을 뒤로 들어 올리며 상체를 앞으로 쓰러뜨린다. 반대쪽 손은 내려서 손끝을 바닥에 댄다.

4초에 걸쳐 상체를 들어 올리고, 다시 4초에 걸쳐 **1**의 자세로 돌아 간다.

33

## 【 엉덩이 】

익센트릭 트레이닝 / 기본

# 다리 교차

한쪽 다리를 뒤로 교차시킨 다음, 최대한 멀리 뻗습니다. 이 메뉴의 중요한 포인트는 뻗은 다리가 아니라 축 발의 엉덩이 근육입니다. 다리를 뻗고 있을 때는 항상 엉덩이의 근육에 의식을 집중하시기 바랍니다. 원래의 자세로 돌아갈 때는 의자를 받침대로 삼아서 쓱 일어섭니다.

## 1

발을 모으고 똑바로 선다. 양손을 옆으로 벌리고 한쪽 다리의 넓적다리를 들어 올린다.

## 2

들어 올린 다리를 몸 뒤로 빼서 교차시킨다.

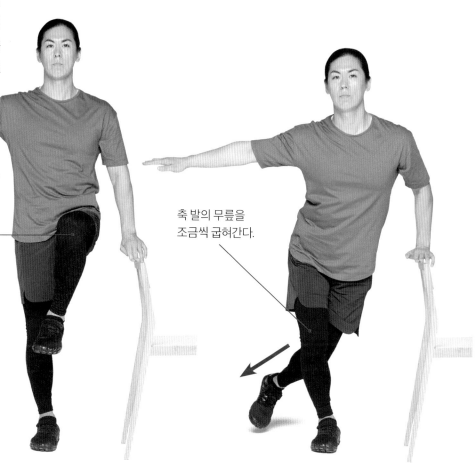

무릎을 직각으로 굽힌다.

축 발의 무릎을 조금씩 굽혀간다.

# 3

축 발로 몸을 지탱하면서 뒤쪽 발의 측면을 바닥에 대고 미끄러뜨리듯이 먼 쪽으로 움직이며 다리를 뻗는다.

# 4

충분히 다리를 뻗었으면 축 발의 무릎을 펴서 뒷발을 되돌리고 두 다리로 서서 **1**의 자세로 돌아간다. '힘들어!'라고 느낄 때까지 이 동작을 반복한다. 반대쪽도 똑같이 한다.

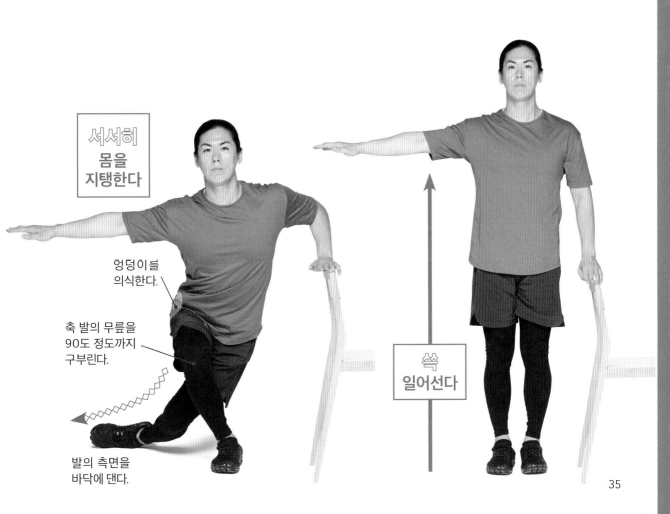

서서히
**몸을
지탱한다**

엉덩이를
의식한다.

축 발의 무릎을
90도 정도까지
구부린다.

발의 측면을
바닥에 댄다.

쑥
**일어선다**

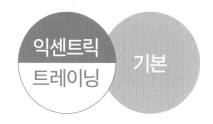

익센트릭
트레이닝
기본

# 균형을 잡으며 다리 교차

## 1

## 2

'다리 교차'(34페이지)의 레벨 업 버전입니다. 의자를 사용해 몸을 지탱하지 않은 상태에서 한쪽 다리를 뒤로 교차시킵니다. 축 발 엉덩이에 확실히 힘을 줘서 균형을 잡는 것이 포인트입니다. 엉덩이 근육에 계속 힘을 주도록 의식하면서 하세요.

발을 모으고 똑바로 선다. 양손을 옆으로 벌리고 한쪽 다리의 넓적다리를 들어 올린다.

들어 올린 다리를 몸 뒤로 빼서 교차시킨다.

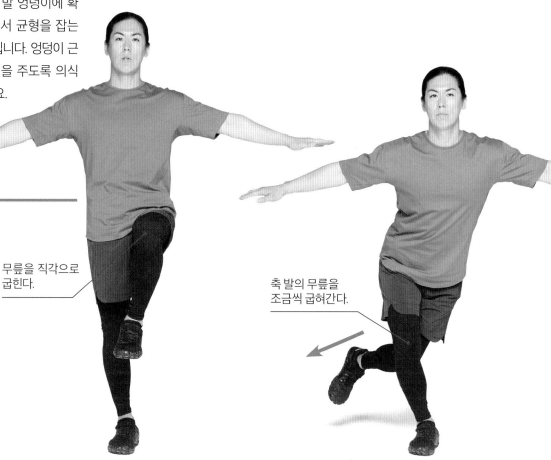

무릎을 직각으로 굽힌다.

축 발의 무릎을 조금씩 굽혀간다.

다리를 옆 방향으로
뻗는다.

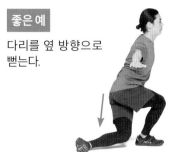

다리를 뒤로 뻗으면
엉덩이의 트레이닝
효과가 약해진다.

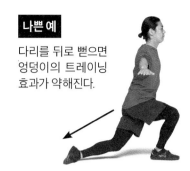

# 3

축 발로 몸을 지탱하면서 뒤쪽 발의 측면을
바닥에 대고 미끄러뜨리듯이 먼 쪽으로 움직
이며 다리를 뻗는다.

# 4

충분히 다리를 뻗었으면 축 발의 무릎을 펴서 뒷발을 되
돌리고 두 다리로 서서 **1**의 자세로 돌아간다. '힘들어!'
라고 느낄 때까지 이 동작을 반복한다. 반대쪽도 똑같이
한다.

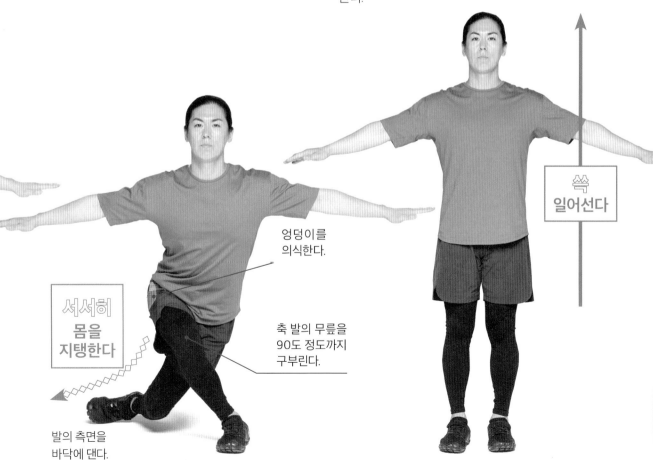

엉덩이를
의식한다.

쓱
일어선다

서서히
몸을
지탱한다

축 발의 무릎을
90도 정도까지
구부린다.

발의 측면을
바닥에 댄다.

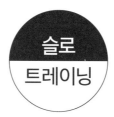

슬로
트레이닝

# 골반 올리기

## 1

천장을 보고 바로 누워서 발
바닥을 바닥에 대고 양 무릎
을 세운다.

천장을 보고 바로 누워서 양
무릎을 세운 다음, 골반을 천
천히 들어 올립니다. 이때 발
로 바닥을 누르듯이 하면 넓
적다리 뒤쪽의 근육이 단련됩
니다. 허리를 너무 젖히지 말
고 어깨부터 무릎을 일직선으
로 만드는 것이 포인트입니다.

천천히
내린다

4초

무릎의 각도는
90도 정도

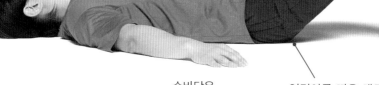

손바닥은
아래를 향한다.

엉덩이를 띄운 채로
반복한다.

# 2

4초에 걸쳐 골반부터 넓적다리를 들어 올리고, 다시 4초에 걸쳐 **1**의 자세로 돌아간다. 엉덩이가 바닥에 닿지 않게 한다. '힘들어!'라고 느낄 때까지 이 동작을 반복한다.

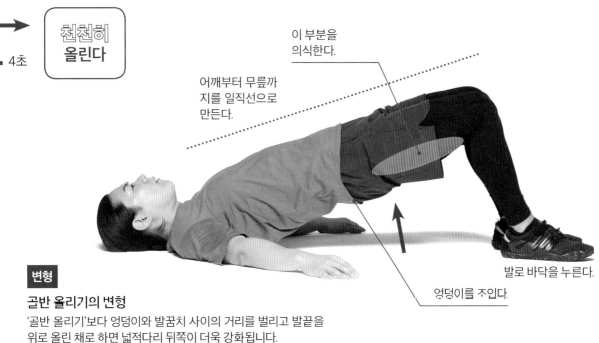

천천히 **올린다**

4초

이 부분을 의식한다.

어깨부터 무릎까지를 일직선으로 만든다.

발로 바닥을 누른다.

엉덩이를 조인다.

**변형**

## 골반 올리기의 변형

'골반 올리기'보다 엉덩이와 발꿈치 사이의 거리를 벌리고 발끝을 위로 올린 채로 하면 넓적다리 뒤쪽이 더욱 강화됩니다.

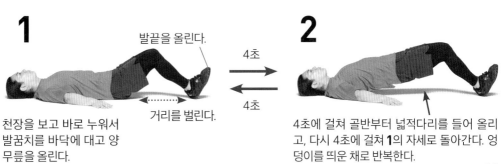

# 1

발끝을 올린다.

거리를 벌린다.

천장을 보고 바로 누워서 발꿈치를 바닥에 대고 양 무릎을 올린다.

4초

4초

# 2

4초에 걸쳐 골반부터 넓적다리를 들어 올리고, 다시 4초에 걸쳐 **1**의 자세로 돌아간다. 엉덩이를 띄운 채로 반복한다.

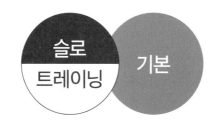

슬로 트레이닝 기본

# 한쪽 다리 올리기

# 1

천장을 보고 바로 누워서 한쪽 다리는 발바닥을 바닥에 붙이고 무릎을 세우며, 반대쪽 다리는 무릎을 편다.

'골반 올리기'(38페이지)를 한 단계 발전시킨 버전입니다. 한쪽 발로 바닥을 확실히 누르면서 골반을 들어 올림으로써 넓적다리 위쪽을 더욱 강화할 수 있습니다. 엉덩이의 근육을 힘껏 조이면서 하세요.

무릎의 각도는 90도 정도

천천히 내린다

4초

손바닥은 아래를 향한다.

엉덩이를 띄운 채로 반복한다.

40

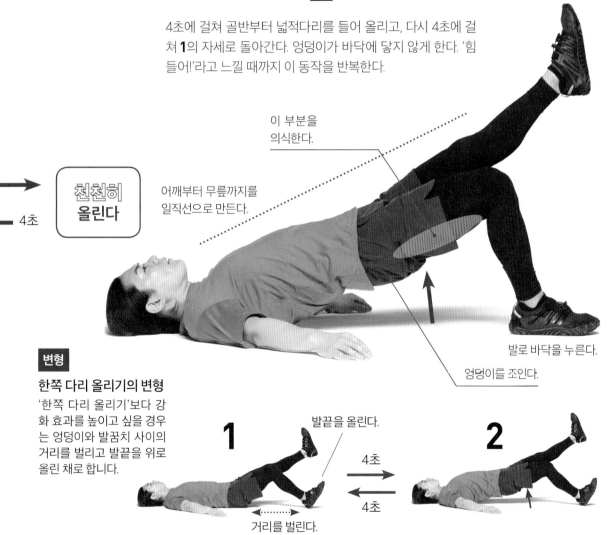

뻗은 쪽 다리를 높이 올리면 골반이 기울어 진다.

# 2

4초에 걸쳐 골반부터 넓적다리를 들어 올리고, 다시 4초에 걸쳐 **1**의 자세로 돌아간다. 엉덩이가 바닥에 닿지 않게 한다. '힘들어!'라고 느낄 때까지 이 동작을 반복한다.

이 부분을 의식한다.

천천히 올린다

4초

어깨부터 무릎까지를 일직선으로 만든다.

발로 바닥을 누른다.

엉덩이를 조인다.

## 변형

### 한쪽 다리 올리기의 변형

'한쪽 다리 올리기'보다 강화 효과를 높이고 싶을 경우는 엉덩이와 발꿈치 사이의 거리를 벌리고 발끝을 위로 올린 채로 합니다.

**1**

발끝을 올린다.

4초

거리를 벌린다.

천장을 보고 바로 누워서 한쪽 다리의 무릎을 세우고 발끝을 올리며, 반대쪽 다리의 무릎을 편다.

**2**

4초

4초에 걸쳐 골반부터 넓적다리를 들어 올리고, 다시 4초에 걸쳐 **1**의 자세로 돌아간다. 엉덩이를 띄운 채로 반복한다.

41

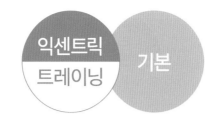

익센트릭 트레이닝   기본

# 한쪽 다리 내리기

천장을 보고 똑바로 누운 뒤 양 무릎을 세운 자세에서 시작합니다. 이 메뉴의 중요한 포인트는 한쪽 다리를 서서히 내리는 후반 부분입니다. 최대한 천천히 내림으로써 편하게 넓적다리 뒤쪽을 강화하세요.

## 1

천장을 보고 바로 누워서 발바닥을 바닥에 붙이고 양 무릎을 세운다.

무릎의 각도는 90도 정도

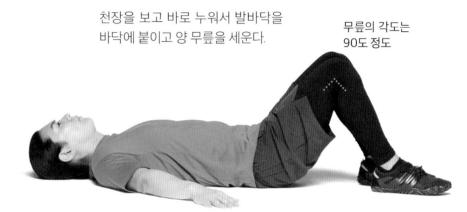

손바닥은 아래를 향한다.

## 2

골반부터 넓적다리를 들어 올린다.

쓱 올린다

어깨부터 무릎까지를 일직선으로 만든다.

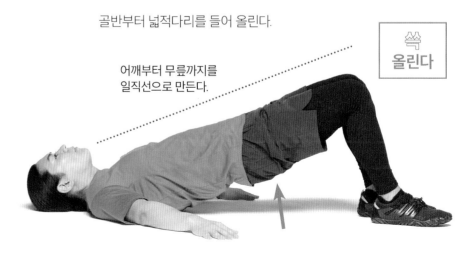

# 3

골반을 들어 올린 채 한쪽 다리의 무릎을 편다.

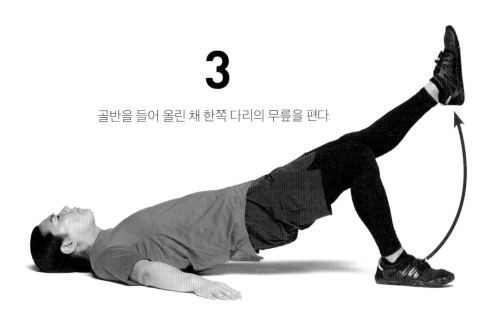

# 4

한쪽 다리의 무릎을 편 채 천천히 골반을 내려서 **1**의 자세로 돌아간다.
'힘들어!'라고 느낄 때까지 이 동작을 반복한다. 반대쪽도 똑같이 한다.

서서히
내린다

이 부분을
의식한다.

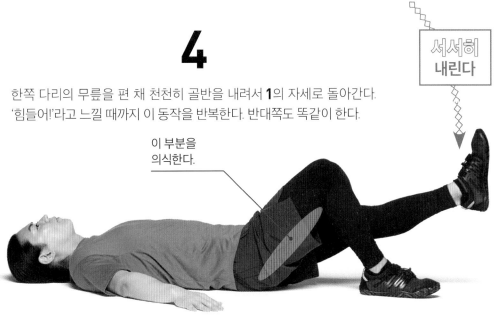

발로 바닥을 누른다.

【 넓적다리 뒤쪽 】

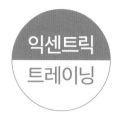

익센트릭
트레이닝

# 의자를 이용해 한쪽 다리 내리기

'한쪽 다리 내리기'(42페이지)의 레벨업 버전입니다. 의자에 발꿈치를 올려놓아서 높이를 만들고 한쪽 다리를 높이 올려 부하를 증가시킵니다. 발꿈치로 좌면을 눌러서 넓적다리 뒤쪽의 근육을 사용하면서 서서히 한쪽 다리를 내리세요.

## 1

천장을 보고 똑바로 누운 다음, 발꿈치를 모으고 의자 위에 올려놓는다.

## 2

골반부터 넓적다리까지를 들어 올린다.

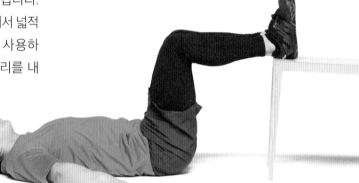

손바닥은 아래를 향한다.

어깨부터 무릎까지를
일직선으로 만든다.

쓱
올린다

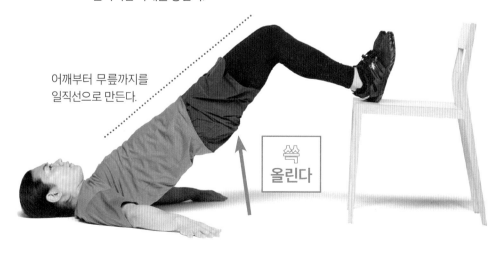

44

## 3

골반을 들어 올린 채 한쪽
다리의 무릎을 편다.

## 4

한쪽 다리를 뻗은 채 천천히
골반을 내려서 **1**의 자세로 돌
아간다. '힘들어!'라고 느낄 때
까지 이 동작을 반복한다. 반
대쪽도 똑같이 한다.

발꿈치로 좌면을
누른다.

서서히
내린다

이 부분을
의식한다.

# ④

# 더는 넘어지지 않는다!

# 【 무릎 아래 】

'아무것도 없는 곳에서 발이 걸려 넘어지는 일이 많아졌다'는 사람은 무릎 아래에 있는 장딴지의 근육(하퇴삼두근)과 정강이의 근육(전경골근)이 약해졌을지도 모릅니다. 발목을 굽히고 펴는 동작과 관계가 있는 이들 근육을 단련하면 보행이 원활해질 것입니다. 자투리 시간에 할 수 있는 메뉴도 소개합니다.

# '슬로 트레이닝'+'익센트릭 트레이닝'
## 기본 메뉴의 조합

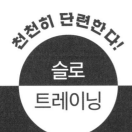

**천천히 단련한다!**

**슬로 트레이닝**

p.48

### 양 발꿈치 올리기

발꿈치를 위아래로 움직여서 장딴지의 근육을 강화시킵니다.

> 기본 코스에 플러스!
> '정강이'(51페이지)

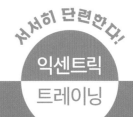

**서서히 단련한다!**

**익센트릭 트레이닝**

p.52

### 한쪽 발꿈치 내리기

한쪽 다리를 조금 들고 올렸던 발꿈치를 천천히 내립니다.

플러스

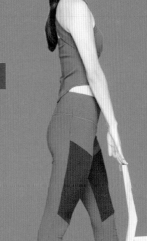

슬로 트레이닝부터 시작해 익숙해지면 기본 메뉴의 조합, 그 밖의 메뉴에 도전!

## 【 장딴지 】

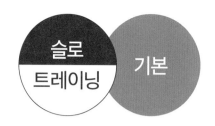

슬로 트레이닝 기본

# 양 발꿈치 올리기

## 1

다리를 어깨너비로 벌리고 똑바로 선다.

장딴지의 근육을 사용해서 발꿈치의 올리고 내리기를 천천히 반복합니다. 내릴 때는 바닥에 발꿈치가 닿지 않게 해서 장딴지의 근육이 쉬지 못하게 하세요. 혈액 흐름이 좋아지므로 다리가 잘 붓는 사람에게도 추천합니다.

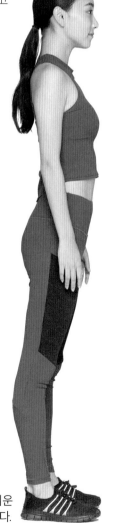

천천히 내린다

4초

**변형**

**발끝을 안쪽과 바깥쪽으로 향한다**

발끝의 방향을 바꾸면 장딴지의 다른 부분을 강화할 수 있습니다.

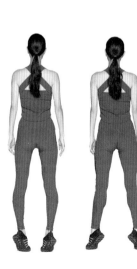

발꿈치를 띄운 채로 반복한다.

# 2

4초에 걸쳐 발꿈치를 올리고, 다시 4초에 걸려 발꿈치를 내린다. 발꿈치가 바닥에 닿지 않게 한다. '힘들어!'라고 느낄 때까지 이 동작을 반복한다.

천천히
올린다

— 4초

이 부분을
의식한다.

여유가 있다면 최대한
높이 올린다.

변형

## 의자를 이용해 양 발꿈치 올리기

몸이 휘청거릴 경우는 의자의 등받이에 가볍게 손을 대고 하십시오.

### 1

양손을 의자의 등받이에 대고 다리를 어깨 너비로 벌린 채 똑바로 선다.

### 2

4초에 걸쳐 발꿈치를 올리고, 다시 4초에 걸려 발꿈치를 내린다. 발꿈치가 바닥에 닿지 않게 한다. '힘들어!'라고 느낄 때까지 이 동작을 반복한다.

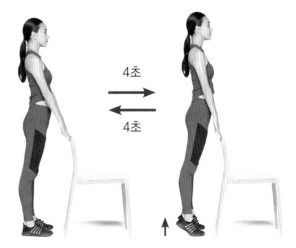

4초

4초

【 엉덩이 】

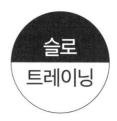

슬로
트레이닝

# 의자를 이용해서 한쪽 발꿈치 올리기

## 1

양손을 의자의 등받이에 대고 한쪽 다리의 무릎을 가볍게 굽힌 채로 선다.

## 2

4초에 걸쳐 발꿈치를 올리고, 다시 4초에 걸쳐 발꿈치를 내린다. 발꿈치가 바닥에 닿지 않게 한다. '힘들어!'라고 느낄 때까지 이 동작을 반복한다. 반대쪽도 똑같이 한다.

한쪽 다리로 서서 발꿈치를 올리고 내리기를 반복합니다. 한쪽 다리에 체중이 실리기 때문에 보기보다 강도가 높은 트레이닝입니다. 발꿈치가 바닥에 닿지 않도록 주의하면서 할 수 있는 데까지 하세요. 쓰러지지 않도록 의자나 벽을 이용하시면 됩니다.

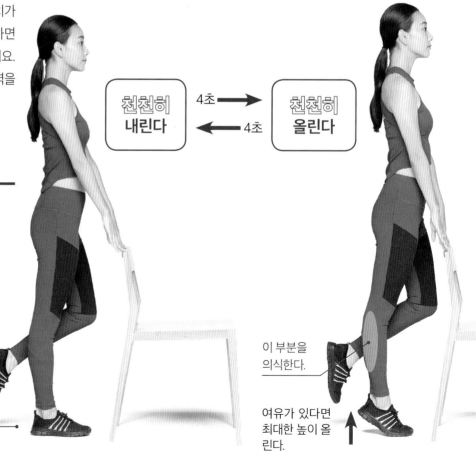

천천히
내린다
←4초—
→4초—
천천히
올린다

발꿈치를 띄운 채로 반복한다.

이 부분을 의식한다.

여유가 있다면 최대한 높이 올린다.

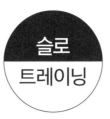

슬로
트레이닝

# 발끝 올리기

## 1

양손을 의자의 등받이에 대고 다리를 어깨너비로 벌린 채 똑바로 선다.

## 2

4초에 걸쳐 발끝을 올리고, 4초에 걸쳐 발끝을 내린다. '힘들어!'라고 느낄 때까지 이 동작을 반복한다.

발끝을 움직일 때 사용하는 것이 정강이 근육입니다. 발이 걸려 넘어지는 상황을 예방하는 데 꼭 필요한 근육이지요. 발꿈치를 바닥에 붙인 채 발끝을 올리고 내리기를 반복함으로써 단련할 수 있습니다. 장딴지 트레이닝과 함께하세요.

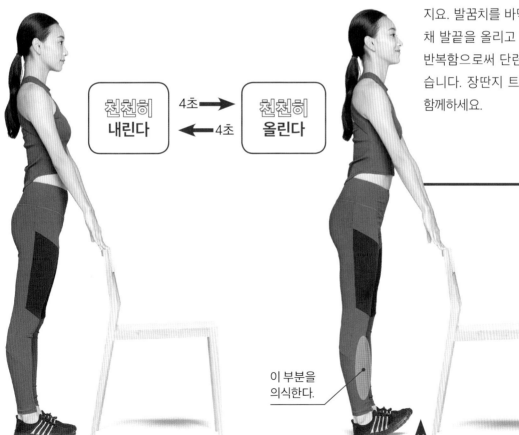

천천히 내린다 ← 4초 — 천천히 올린다 → 4초

이 부분을 의식한다.

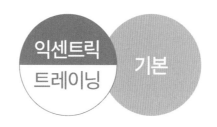

# 한쪽 발꿈치 내리기

발꿈치를 올리고 한쪽 다리를 앞으로 비스듬하게 내민 다음 축 발의 발꿈치를 내립니다. 이때 단번에 내리는 것이 아니라 최대한 서서히 내리는 것이 포인트입니다. 중력을 버텨내면서 내리면 장딴지의 근육을 확실히 강화할 수 있습니다.

## 1

양손을 의자의 등받이에 대고 다리를 어깨너비로 벌린 채 똑바로 선다.

## 2

발꿈치를 올린다.

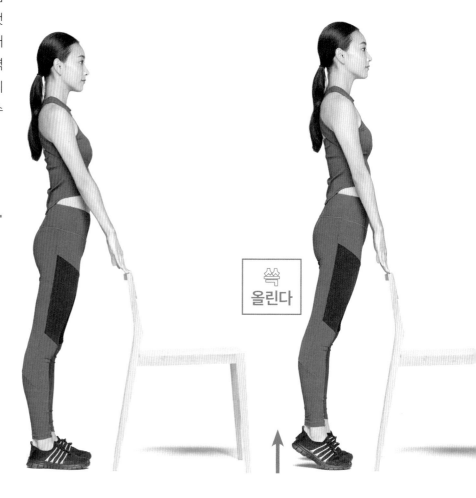

쓱
올린다

# 3

발꿈치를 올린 채 한쪽 다리를 비스듬하게
앞으로 내민다.

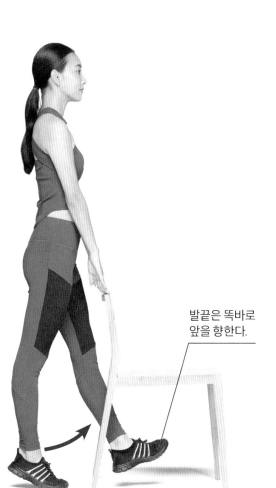

발끝은 똑바로
앞을 향한다.

# 4

한쪽 다리를 든 채 축 발의 발꿈치를 최대한
천천히 내린 뒤, **1**의 자세로 돌아간다. '힘들
어!'라고 느낄 때까지 이 동작을 반복한다.
반대쪽도 똑같이 한다.

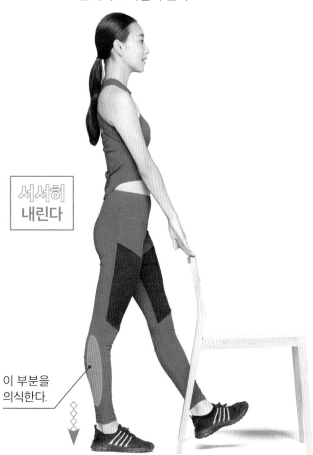

서서히
내린다

이 부분을
의식한다.

## 【 장딴지 】

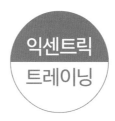
익센트릭
트레이닝

# 계단에서 한쪽 발꿈치 내리기

## 1

벽에 한 손을 댄 채로 계단에 발끝을 올리고 발꿈치를 내린다.

## 2

발꿈치를 올린다.

'한쪽 발꿈치 내리기'(52페이지)를 한 단계 발전시킨 버전입니다. 계단 높이를 이용해서 발꿈치를 서서히 내립니다. 바닥에서 할 때보다 발꿈치를 올리고 내리는 폭이 커지기 때문에 장딴지 근육을 더 강화할 수 있습니다. 벽이나 난간에 손을 대서 몸을 안정시키면서 하세요.

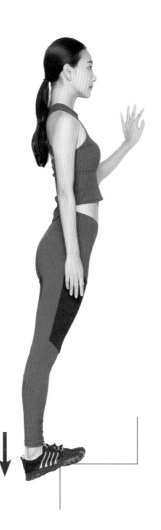

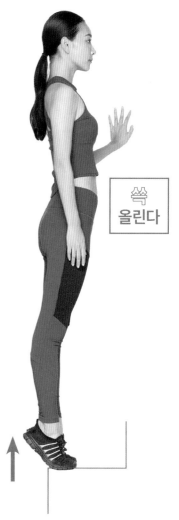

쓱
올린다

# 3

발꿈치를 올린 채 한쪽 다리의 무릎을
굽혀서 발을 공중에 띄운다.

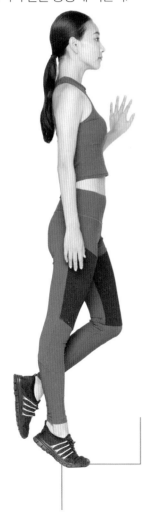

# 4

한쪽 발을 띄운 채 축 발의 발꿈치를 최대한 천
천히 내린 뒤, **1**의 자세로 돌아간다. '힘들어!'라
고 느낄 때까지 이 동작을 반복한다. 반대쪽도
똑같이 한다.

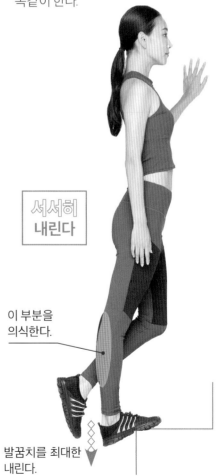

서서히
내린다

이 부분을
의식한다.

발꿈치를 최대한
내린다.

55

# 무릎 아래의 근육을 단련하고 싶다면 이런 트레이닝도 추천!

그 밖에도 여러 방법으로 장딴지나 정강이의 근육을 단련할 수 있습니다.

## 발목 파닥이기

발목을 굽히고 펴서 장딴지와 정강이를 모두 움직입니다. 발이 붓는 것을 예방하고 싶을 때도 추천합니다.

의자에 얕게 앉아서 한쪽 넓적다리를 들어 올린다. 발목을 굽히고 펴기를 '힘들어!'라고 느낄 때까지 반복한다. 반대쪽도 똑같이 한다.

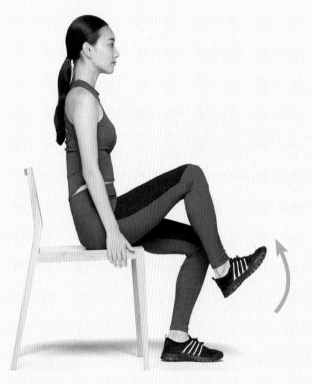
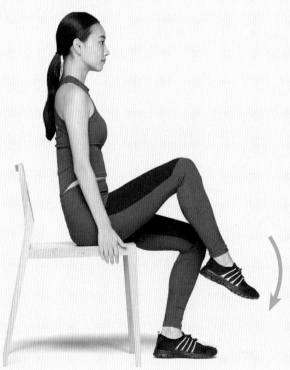

## 발꿈치 걷기

발끝을 든 상태를 유지한 채 제자리 걷기를 합니다. 정강이의 힘을 빼지 않는 것이 포인트입니다.

───────────

의자나 벽을 받침대로 삼고 선 상태에서 발끝을 들고 발꿈치로 선다. 무릎을 굽히지 않은 채 다리를 번갈아서 대각선 앞으로 뻗었다가 원래의 위치로 돌아간다. '힘들어!'라고 느낄 때까지 반복한다.

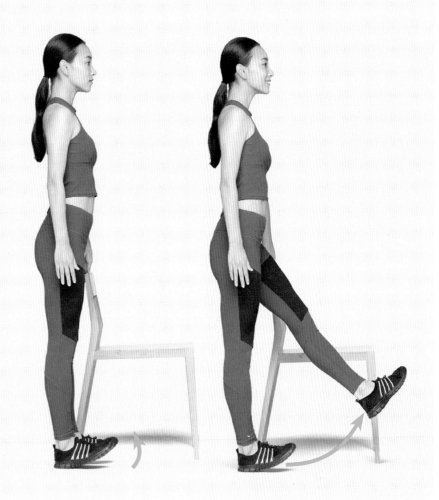

## 수건 주름 잡기

발가락을 벌려서 수건을 집는 동작은 정강이를 단련하는 트레이닝입니다.

───────────

얼굴 수건을 세로로 펼쳐놓고 발가락을 벌리거나 오므려서 수건을 사진처럼 몸쪽으로 끌어당긴다. 얼굴 수건 한 장을 전부 끌어당겼다면 반대쪽 발로도 똑같이 한다.

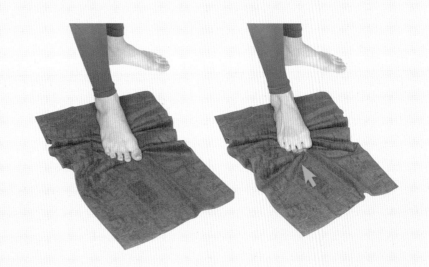

# 5

# 자세를 곧게!

# 【 배 】

배의 근육이 약해지면 자세를 지탱하기가 어려워져서 새우등이 되어버리릴 위험성이 있습니다. 배에 있는 몇 가지 근육 중에서도 자세를 유지할 때 중요한 한가운데의 근육(복직근)과 옆쪽의 근육(복사근)을 단련해서 자세가 나빠지는 것을 예방합시다. 윗몸일으키기를 못하는 사람도 할 수 있습니다!

# '슬로 트레이닝'+'익센트릭 트레이닝'

## 기본 메뉴의 조합

### 천천히 단련한다!
**슬로** 트레이닝

### 서서히 단련한다!
**익센트릭** 트레이닝

p.60

**【 배 한가운데 】**

p.64

## 팔꿈치 무릎 터치

배의 앞쪽 근육을 사용해서
팔꿈치와 무릎을 맞댑니다.

플러스

## 윗몸을 일으켰다 쓰러뜨리기

등을 구부리고 상체를
천천히 뒤로 쓰러뜨립니다.

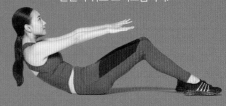

p.68

**【 옆구리 】**

p.70

## 팔꿈치 무릎 사이드 터치

배의 옆쪽 근육을 사용해서
팔꿈치와 무릎을 맞댑니다.

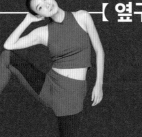

플러스

## 옆으로 누워서 힙 다운

옆을 향한 채 엉덩이를 들었다가 천천히 내립니다.

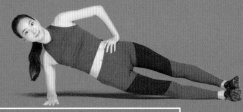

> 슬로 트레이닝에서 시작해 익숙해지면 기본 메뉴의 조합, 그 밖의 메뉴에 도전!

## 【 배 한가운데 】

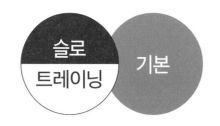

슬로
트레이닝 기본

# 팔꿈치 무릎 터치

팔꿈치와 무릎을 가까이 댈 때 배 한가운데 근육을 사용합니다. 한 발로 선 상태를 유지하면서 하면 확실하게 단련할 수 있습니다. 배를 굽히는 동작과 펴는 동작을 의식하면서 확실하게 움직이세요.

## 1

한쪽 팔을 올리고 팔꿈치를 굽혀서 손가락을 귀 뒷부분에 댄다. 반대쪽 다리를 옆으로 벌려서 발을 바닥으로부터 살짝 띄운다.

## 2

4초에 걸쳐 팔꿈치를 앞으로 내밀면서 반대쪽 넓적다리를 끌어올려 팔꿈치와 무릎을 서로 꾹 누르듯이 맞댄다. 4초에 걸쳐 **1**의 자세로 돌아간다. '힘들어!'라고 느낄 때까지 이 동작을 반복한다. 반대쪽도 똑같이 한다.

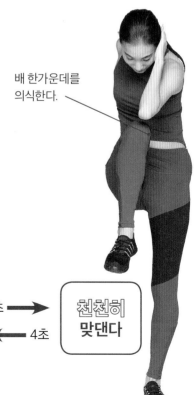

배 한가운데를
의식한다.

발을 띄운 채로
반복한다.

천천히
되돌아간다 ← 4초 → 천천히
맞댄다
4초

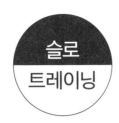

슬로
트레이닝

【 배 한가운데 】

# 의자에 앉아 무릎 올리기

## 1

의자에 얕게 앉아서 양손으로 좌면을 잡는다. 상체를 조금 뒤로 기울이고 다리를 살짝 띄운다.

## 2

4초에 걸쳐 무릎을 가슴 쪽으로 끌어당기고, 4초에 걸쳐 **1**의 자세로 돌아간다. '힘들어!'라고 느낄 때까지 이 동작을 반복한다.

의자에 앉아서 배의 근육을 사용해 양 무릎을 동시에 끌어 모읍니다. 움직이는 동안 항상 배에 힘을 주는 것이 포인트입니다. 아랫배 부근에 자극이 오는 것을 느끼면서 하세요.

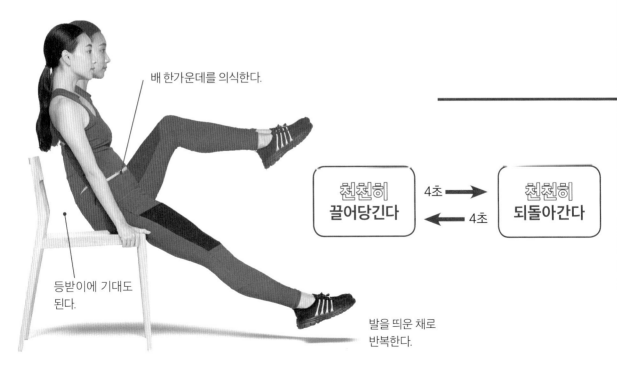

배 한가운데를 의식한다.

등받이에 기대도 된다.

천천히 끌어당긴다  →4초→  천천히 되돌아간다
←4초←

발을 띄운 채로 반복한다.

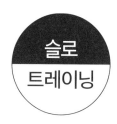

슬로
트레이닝

# 윗몸일으키기

## 1

배의 근육을 단련하는 대표적인 트레이닝입니다. 잘못된 방식으로 하면 효과가 없을 뿐 아니라 허리를 다칠 위험도 있으니 주의해야 합니다. 처음에는 견갑골이 바닥에서 떨어질 정도까지만 올려도 충분합니다. 반동을 주지 말고 천천히 하는 것이 중요합니다.

천장을 보고 바로 누워, 가슴 앞에서 팔을 모은다. 양 무릎을 세운다.

천천히
되돌아간다

4초

머리를 띄운 채로
반복한다.

# 2

4초에 걸쳐 배꼽을 들여다보듯이 상체를 들어 올리고, 4초에 걸쳐 **1**의 자세로 돌아간다. 돌아갈 때는 머리를 바닥에 대지 않는다. '힘들어!'라고 느낄 때까지 이 동작을 반복한다.

4초

**천천히 들어 올린다**

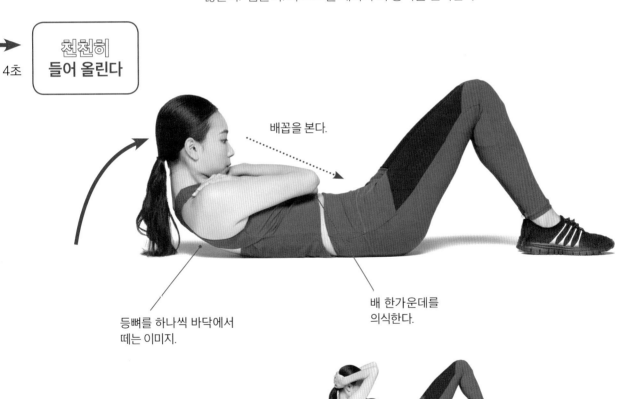

배꼽을 본다.

배 한가운데를 의식한다.

등뼈를 하나씩 바닥에서 떼는 이미지.

**어드바이스** 목에 통증이 느껴지는 사람은 양손을 머리 뒤에서 깍지 껴도 된다. 편한 방식으로 하자.

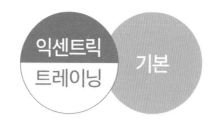

익센트릭
트레이닝

기본

# 윗몸을 일으켰다 쓰러뜨리기

윗몸일으키기는 몸을 일으킬 때 힘이 드는데, 이 메뉴에서는 반동을 이용해 기세 좋게 윗몸을 일으켜도 무방합니다. 윗몸을 뒤로 쓰러뜨릴 때 배의 근육을 천천히 사용합니다. 일반적인 윗몸일으키기보다 편하게 근육을 단련시킬 수 있으니 윗몸일으키기가 힘든 사람은 꼭 실천해보세요.

## 1

천장을 보고 바로 누워서 넓적다리 뒤쪽에 손을 대고 무릎을 끌어안는다.

## 2

반동을 이용해 구르면서 몸을 일으킨다. 손을 떼고 앞으로 뻗는다.

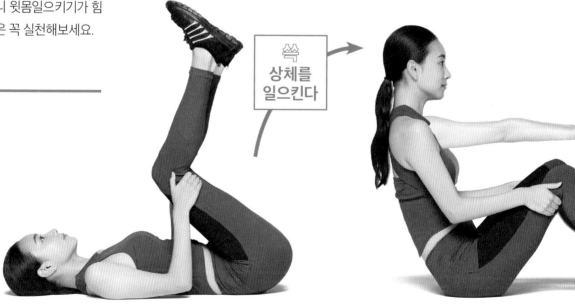

쑥
상체를
일으킨다

# 3

최대한 천천히 상체를 뒤로 쓰러뜨린다. 등을 구부린 상태를
의식하면서 허리부터 등의 순서로 바닥에 붙이고, 등 전체가
바닥에 닿았으면 **1**의 자세로 돌아간다. '힘들어!'라고 느낄 때
까지 이 동작을 반복한다.

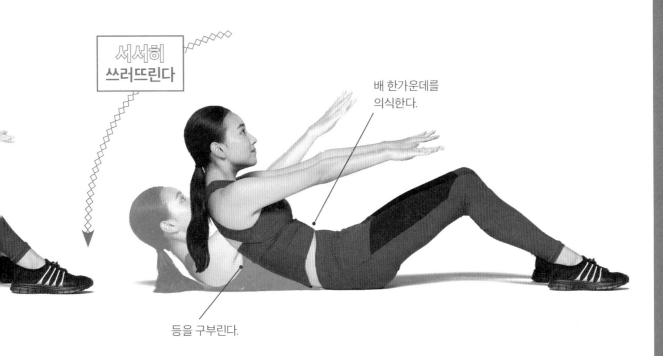

서서히
쓰러뜨린다

배 한가운데를
의식한다.

등을 구부린다.

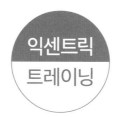

익센트릭
트레이닝

# 의자에 앉아 두 다리 내리기

접은 무릎을 대각선 위로 쓱 뻗고, 그 무게를 최대한 견뎌 내면서 서서히 내립니다. 다리를 천천히 내리기 위해 배의 근육을 사용하게 됩니다. 최대한 끝까지 힘을 빼지 않도록 노력하세요. 아랫배가 부들부들 떨린다면 근육을 확실히 사용하고 있다는 증거입니다.

## 1

의자에 얕게 앉아서 양손으로 좌면을 잡는다. 상체를 조금 뒤로 기울이고, 무릎을 굽혀서 가슴 쪽으로 끌어당긴다.

## 2

무릎을 펴고 다리를 대각선 위로 들어 올린다.

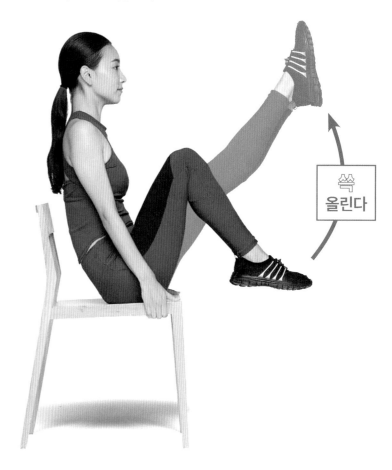

쓱
올린다

# 3

다리를 곧게 뻗은 채 천천히
내린다.

# 4

다리를 바닥에 거의 닿을 때까지 내린 뒤
**1**의 자세로 돌아간다. '힘들어!'라고 느낄
때까지 이 동작을 반복한다.

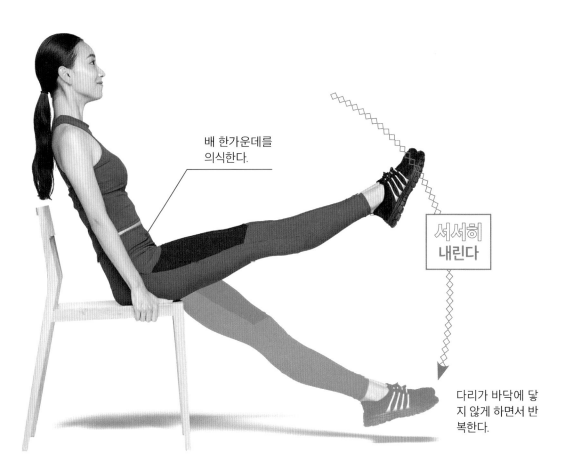

배 한가운데를
의식한다.

서서히
내린다

다리가 바닥에 닿
지 않게 하면서 반
복한다.

## 【 옆구리 】

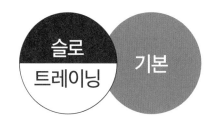

슬로 트레이닝 / 기본

# 팔꿈치 무릎 사이드 터치

팔꿈치와 무릎을 몸의 옆쪽에서 터치시킬 때 옆구리의 근육이 사용됩니다. 몸이 휘청거리면 의자를 이용해 몸을 지탱하면서 하세요. 옆구리를 의식하며 최대한 움츠린 다음 원래의 자세로 돌아가는 것이 포인트입니다.

## 1

한쪽 팔을 올리고 팔꿈치를 굽혀서 손가락을 귀 뒷부분에 댄다. 같은 쪽 다리를 옆으로 벌려서 발을 바닥으로부터 살짝 띄운다.

## 2

4초에 걸쳐 팔꿈치를 옆으로 기울이면서 넓적다리를 끌어올려 팔꿈치와 무릎을 서로 꾹 누르듯이 맞댄다. 4초에 걸쳐 **1**의 자세로 돌아간다. '힘들어!'라고 느낄 때까지 이 동작을 반복한다. 반대쪽도 똑같이 한다.

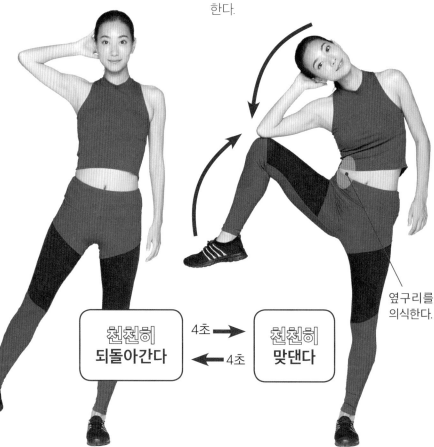

천천히 되돌아간다 ← 4초 → 천천히 맞댄다

옆구리를 의식한다.

발을 띄운 채로 반복한다.

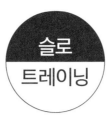

슬로
트레이닝

# 옆으로 누워서 힙업

## 1

바닥에 옆으로 누워서 무릎을 살짝 굽히고, 상체를 일으켜 팔꿈치와 아래팔을 바닥에 댄다.

## 2

4초에 걸쳐 엉덩이를 들어 올리고, 4초에 걸쳐 **1**의 자세로 돌아간다. 엉덩이가 바닥에 닿지 않게 한다. '힘들어!'라고 느낄 때까지 이 동작을 반복한다. 반대쪽도 똑같이 한다.

옆으로 누워서 엉덩이를 올리고 내립니다. 이 동작을 할 때 중요한 것은 엉덩이가 아니라 아래쪽 옆구리의 근육입니다. 이 근육을 단련하는 것이 자세의 안정으로 이어집니다. 옆구리를 밀어 올린다는 느낌으로 천천히 엉덩이를 움직이세요.

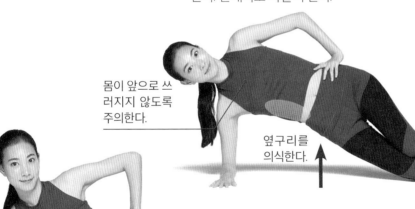

몸이 앞으로 쓰러지지 않도록 주의한다.

옆구리를 의식한다.

빌은 가지런히 보아도 되고 살짝 어긋나게 모아도 된다.

엉덩이를 띄운 채로 반복한다.

**변형**

**다리를 뻗은 채로 한다.**
두 다리의 무릎을 편 채로 하면 옆구리에 더욱 자극을 줄 수 있다.

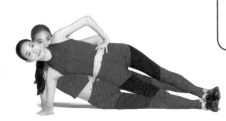

천천히
내린다 ← 4초 → 천천히
올린다

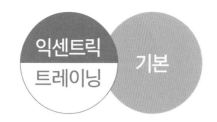

익센트릭
트레이닝
기본

# 옆으로 누워서 힙다운

## 1

바닥에 옆으로 누워서 무릎을 가볍게 굽히고, 상체를 일으켜 팔꿈치와 아래팔을 바닥에 댄다. 반대쪽 손은 허리에 댄다.

## 2

엉덩이를 들어 올린다.

옆으로 누워서 엉덩이를 쓱 올리고 무릎을 편 다음 서서히 엉덩이를 내립니다. 엉덩이를 내릴 때 옆구리의 근육이 몸을 안정시키는 역할을 합니다. 몸이 앞으로 쓰러지지 않도록 확실하게 힘을 주세요.

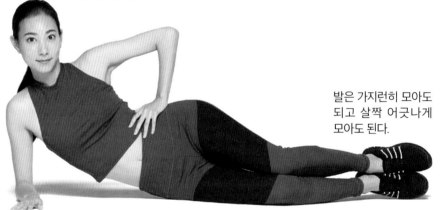

발은 가지런히 모아도 되고 살짝 어긋나게 모아도 된다.

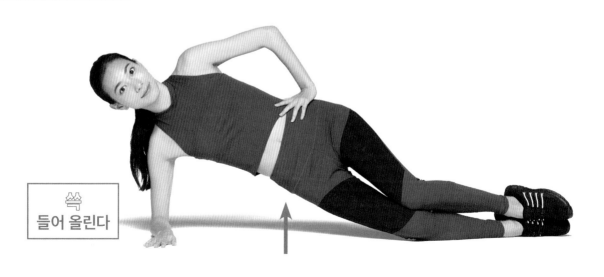

쓱
들어 올린다

# 3

무릎을 펴서 다리를 옆으로 뻗는다

# 4

엉덩이를 천천히 내린다. 엉덩이를 바닥에 댄 뒤 **1**의 자세로 돌아간다. '힘들어!'라고 느낄 때까지 이 동작을 반복한다. 반대쪽도 똑같이 한다.

허리의 높이는 유지한다.

서서히 내린다

옆구리를 의식한다.

【 옆구리 】

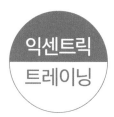

# 옆으로 누워서 다리를 올리고 힙다운

## 1

바닥에 옆으로 누워서 다리를 뻗고, 상체를 일으켜 팔꿈치와 아래팔을 바닥에 댄다. 반대쪽 손은 허리에 댄다.

## 2

엉덩이를 들어 올린다.

'옆으로 누워서 힙다운'(70페이지)을 한 단계 발전시킨 버전입니다. 옆으로 누워서 위쪽 다리를 올리면 부하가 커져서 옆구리에 더욱 자극을 줄 수 있습니다. 배에 확실히 힘을 줘서 몸이 흔들리지 않게 하는 것이 포인트입니다.

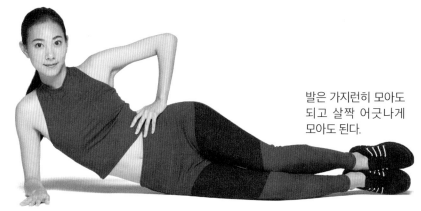

발은 가지런히 모아도 되고 살짝 어긋나게 모아도 된다.

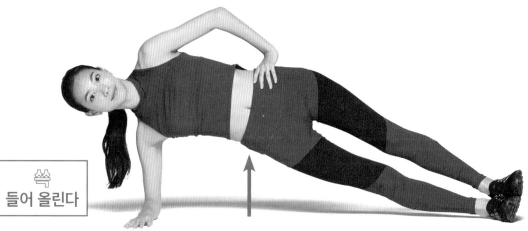

쓱
들어 올린다

72

# 3

자세를 유지한 채 한쪽 다리를
올린다.

# 4

한쪽 다리를 올린 채 엉덩이를 천천히 내린다. 엉덩이를
바닥에 댄 뒤 **1**의 자세로 돌아간다. '힘들어!'라고 느낄 때
까지 이 동작을 반복한다. 반대쪽도 똑같이 한다.

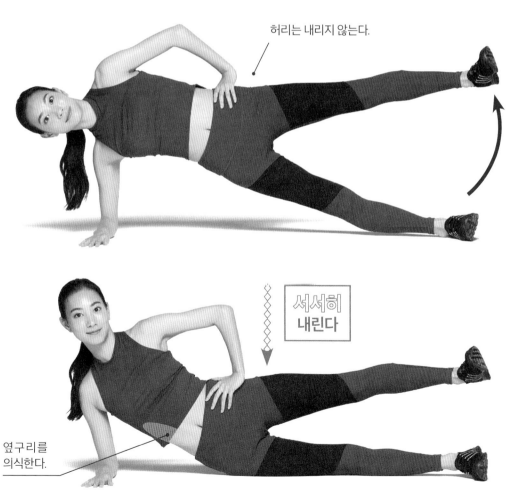

허리는 내리지 않는다.

서서히
내린다

옆구리를
의식한다.

# 6

# 요통을 예방한다!

## 【 등과 허리 】

허리부터 등, 목에 걸친 근육(척추기립근)이 약해지면 등뼈를 지탱하는 힘이 약해져서 요통이 생기기 쉬워집니다. 일상생활에서 등을 뒤로 젖히는 근육을 의식하는 일은 거의 없을지 모르겠습니다만, 자세의 유지에도 관여하는 중요한 부분이므로 확실히 단련해놓으세요. 다만 갑자기 무리하면 허리를 다칠 수 있으니 주의해야 합니다.

# '슬로 트레이닝'+'익센트릭 트레이닝'

## 기본 메뉴의 조합

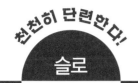

천천히 단련한다!

**슬로**
트레이닝

서서히 단련한다!

**익센트릭**
트레이닝

p.76

—

# 고관절 인사

상체를 앞으로 쓰러트려
허리부터 등의 근육에 자극을 줍니다.

플러스

p.80

—

# 만세 인사

만세를 한 다음 상체를 앞으로 쓰러트려
등의 근육에 자극을 줍니다.

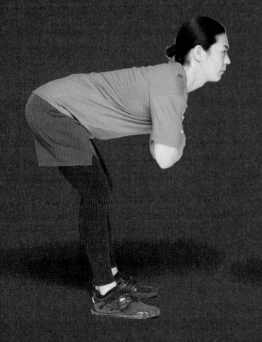

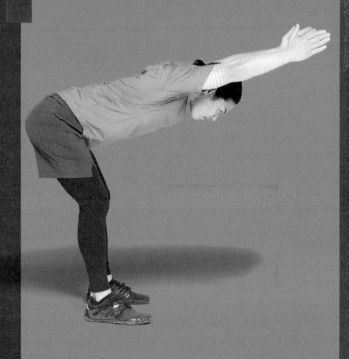

슬로 트레이닝부터 시작해 익숙해지면 기본 메뉴의 조합, 그 밖의 메뉴에 도전!

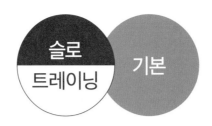

# 고관절 인사

**1**

다리를 어깨너비로 벌리고 선다.
손을 가슴 앞에서 교차시키고,
가슴을 편다.

인사를 하는 것 같은 자세로
등의 근육을 단련하는 메뉴
입니다. 얼굴은 정면을 향하
면서 고관절부터 등이 바닥
과 수평을 이루도록 앞으로
쓰러트리면 등의 근육에 자
극을 줄 수 있습니다. 허리에
통증이 느껴진다면 무리해서
하지 않는 게 좋습니다.

등을 곧게
편다.

천천히
세운다

4초

76

# 2

엉덩이를 뒤로 내밀면서 4초에 걸쳐 상체를 쓰러뜨리고, 다시 4초에 걸쳐 **1**의 자세로 돌아간다. '힘들어!'라고 느낄 때까지 이 동작을 반복한다.

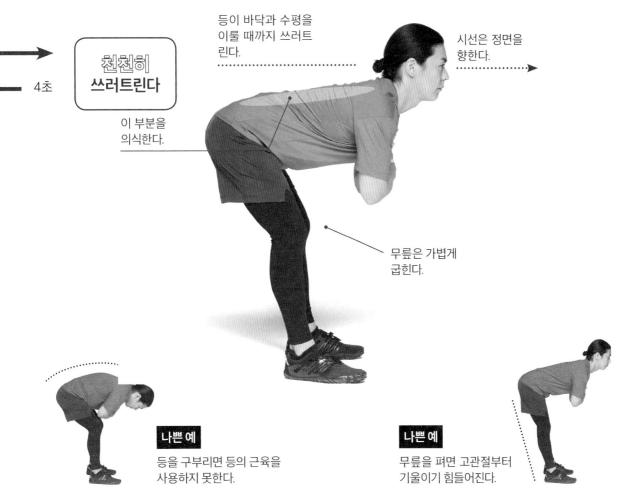

4초

천천히 쓰러트린다

등이 바닥과 수평을 이룰 때까지 쓰러트 린다.

시선은 정면을 향한다.

이 부분을 의식한다.

무릎은 가볍게 굽힌다.

**나쁜 예**
등을 구부리면 등의 근육을 사용하지 못한다.

**나쁜 예**
무릎을 펴면 고관절부터 기울이기 힘들어진다.

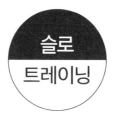

슬로
트레이닝

# 엎드려서 등 젖히기

등의 근육을 확실하게 사용해 팔과 무릎을 바닥에서 띄웁니다. 등에 힘이 들어가 있다면 무리하게 젖힐 필요는 없습니다. 기세를 이용하거나 반동을 이용해서 하면 허리를 다칠 수 있으니 주의하세요.

## 1

바닥에 엎드려서 팔꿈치를 90도 정도로 굽히고 손바닥은 아래를 향한다. 무릎도 90도 정도로 굽힌다.

## 2

4초에 걸쳐 무릎과 팔을 바닥에서 띄우고, 다시 4초에 걸쳐 **1**의 자세로 돌아간다. 무릎과 팔이 바닥에 닿지 않게 한다. '힘들어!'라고 느낄 때까지 이 동작을 반복한다.

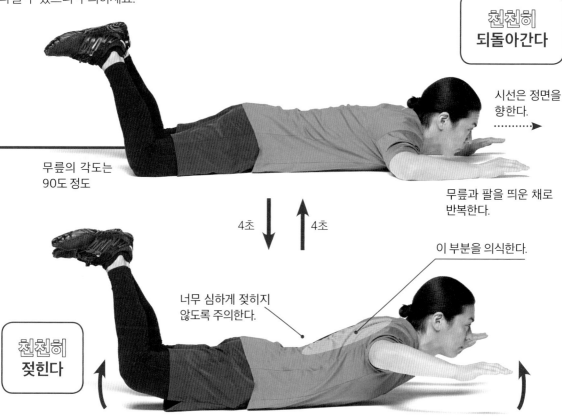

천천히
**되돌아간다**

시선은 정면을 향한다.

무릎의 각도는 90도 정도

무릎과 팔을 띄운 채로 반복한다.

4초 ↓ ↑ 4초

이 부분을 의식한다.

너무 심하게 젖히지 않도록 주의한다.

천천히
**젖힌다**

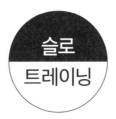
# 바로 누워서 등 젖히기

## 1

천장을 보고 바로 누워서 다리를 교차시킨다. 팔은 가슴 앞쪽에서 팔짱을 낀다.

## 2

4초에 걸쳐 엉덩이를 들어 올리고, 다시 4초에 걸쳐 **1**의 자세로 돌아간다. 엉덩이는 바닥에 닿지 않게 한다. '힘들어!'라고 느낄 때까지 이 동작을 반복한다.

마치 투탕카멘 같은 자세가 되어서, 엉덩이를 들어 올려 등을 젖힙니다. 엉덩이는 높이 올리지 않아도 무방합니다. 엉덩이를 띄워서 좌우 어깨와 발꿈치의 세 부분으로 몸을 지탱하면 배면(허리, 엉덩이, 다리 뒤쪽)의 근육에 확실하게 자극을 줄 수 있습니다.

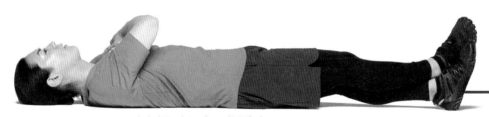

엉덩이를 띄운 채로 반복한다.

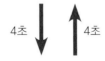

4초 ↓ ↑ 4초

**천천히 되돌아간다**

**천천히 젖힌다**

이 부분을 의식한다.

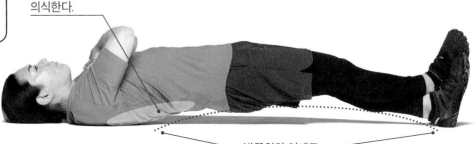

발꿈치와 어깨로 몸을 지탱한다.

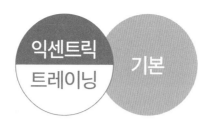

익센트릭
트레이닝  기본

# 만세 인사

만세를 하듯이 두 팔을 위로
뻗은 자세에서 등의 근육을
사용해 상체를 서서히 앞으
로 쓰러트립니다. 상체를 쓰
러트릴 때 팔이 아래로 처지
지 않도록 주의하면 등의 근
육에 확실히 자극을 줄 수 있
습니다. 상체를 일으킬 때는
힘을 빼고 빠르게 원래의 자
세로 돌아가면 됩니다.

## 1

다리를 어깨너비로 벌리고 서서,
양팔을 위로 곧게 뻗는다.

손바닥은 안쪽을
향한다.

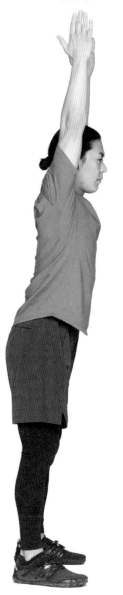

# 2

팔을 올린 채 최대한 천천히 상체를
쓰러뜨린다.

# 3

상체를 바닥과 수평을 이룰 정도까지 쓰러뜨렸으면 가
슴 앞에서 팔짱을 낀다. 상체를 일으켜 **1**의 자세로 돌아
간다. '힘들어!'라고 느낄 때까지 이 동작을 반복한다.

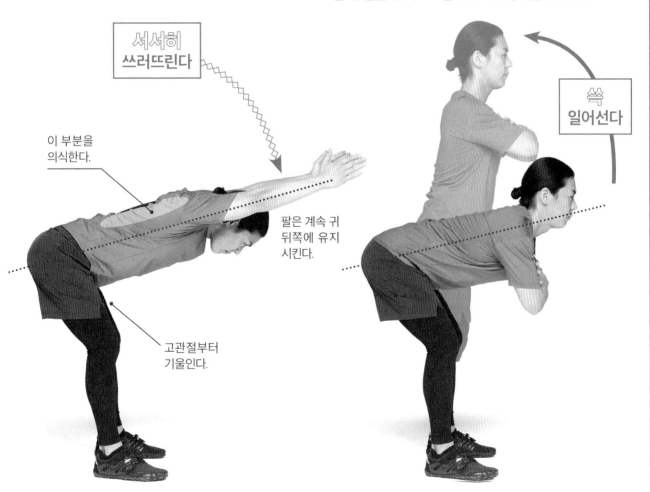

서서히
쓰러뜨린다

이 부분을
의식한다.

팔은 계속 귀
뒤쪽에 유지
시킨다.

고관절부터
기울인다.

쓱
일어선다

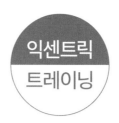

# 바로 누워서 한 발 내리기

천장을 보고 바로 누워서 등을 젖히고 한쪽 다리를 들어 올린 다음, 천천히 등을 원래의 자세로 되돌립니다. 엉덩이를 내릴 때 등의 근육에 서서히 자극이 오는 것을 느끼세요. 등뿐 아니라 엉덩이나 넓적다리 뒤쪽의 근육도 단련할 수 있습니다.

**1** 천장을 보고 바로 누워, 팔은 가슴 앞에서 팔짱을 낀다.

**2** 엉덩이를 들어 올려서 발꿈치와 어깨로 지탱한다. 등을 젖힌 채 한쪽 다리를 대각선 위로 올린다.

**3** 한쪽 다리를 올린 채 천천히 엉덩이를 내려서 **1**의 자세로 돌아간다. '힘들어!'라고 느낄 때까지 이 동작을 반복한다. 반대쪽도 똑같이 한다.

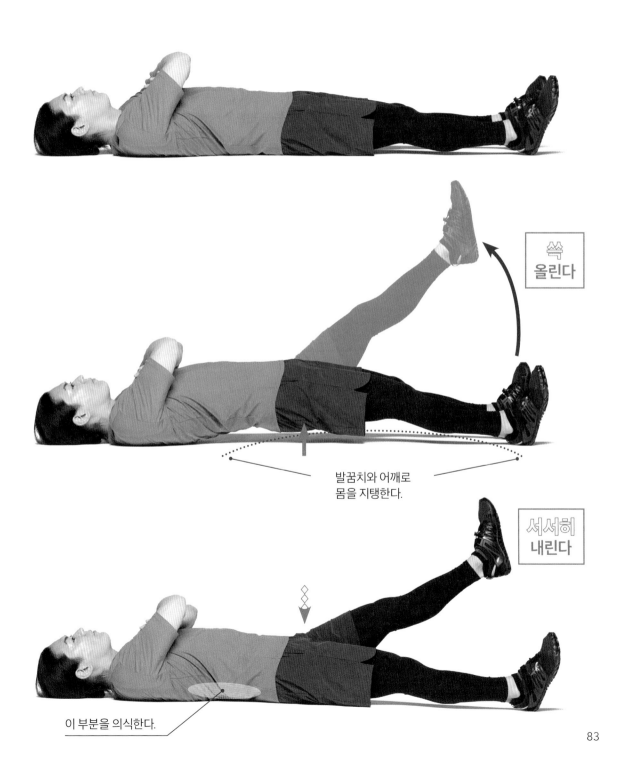

쓱
**올린다**

발꿈치와 어깨로
몸을 지탱한다.

서서히
**내린다**

이 부분을 의식한다.

# 7

# 팔을 가볍게 올리자!

## 【 어깨 】

일상생활에서 높은 곳에 있는 물건을 잡기가 힘들어진 사람은 어깨의 근력이 저하되었을지 모릅니다. 팔을 올릴 때 중요한 것이 어깨의 근육(삼각근)이지요. 어깨를 감싸듯이 붙어 있어서 한 방향이 아니라 앞쪽, 옆쪽, 뒤쪽으로 나눠서 단련하는 것이 중요합니다. 어깨 트레이닝은 사십견이나 어깨 결림 등도 예방해줍니다.

# '슬로 트레이닝'+'익센트릭 트레이닝'
## 기본 메뉴의 조합

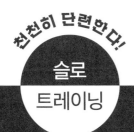

**천천히 단련한다!**

**슬로** 트레이닝

### p.86~88

# 페트병 들어 올리기

페트병을 아령으로 삼아서 팔을 앞, 옆, 뒤로 올려
어깨의 근육을 강화합니다.

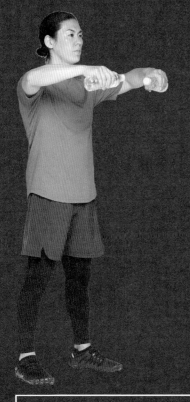

플러스

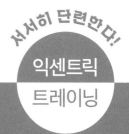

**서서히 단련한다!**

**익센트릭** 트레이닝

### p.90~93

# 페트병 내리기

팔을 천천히 내릴 것을 의식하면서
어깨의 앞, 옆, 뒤쪽 근육을 단련합니다.

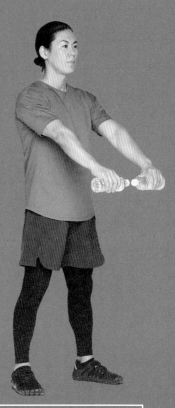

슬로 트레이닝부터 시작해 익숙해지면 기본 메뉴의 조합, 그 밖의 메뉴에 도전!

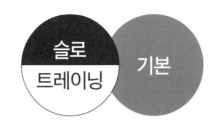

# 페트병 들어 올리기(어깨의 앞쪽)

## 1

500밀리리터 페트병을 아령 대신 사용해서 어깨의 근육을 단련합니다. 어깨의 앞쪽, 옆쪽, 뒤쪽 근육을 골고루 단련하기 위해 세 방향으로 페트병을 들어 올립니다. 무게가 부족해지면 1리터 페트병으로 바꾸세요.

다리를 어깨너비보다 조금 넓게 벌리고 선다. 양손에 페트병을 들고, 팔꿈치를 가볍게 굽힌 채 페트병을 배 앞쪽에 둔다.

## 2

4초에 걸쳐 팔을 어깨높이까지 앞으로 올리고, 다시 4초에 걸쳐 **1**의 자세로 돌아간다. '힘들어!'라고 느낄 때까지 이 동작을 반복한다.

**변형**

**팔꿈치를 편다**
팔꿈치를 편 채로 팔을 올리면 강도가 높아집니다.

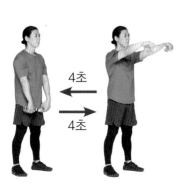

4초
4초

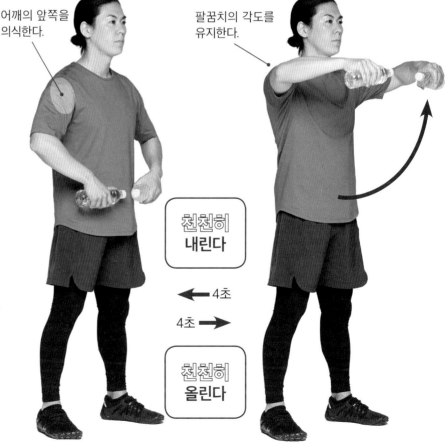

어깨의 앞쪽을 의식한다.

팔꿈치의 각도를 유지한다.

천천히 내린다

← 4초

4초 →

천천히 올린다

# 페트병 들어 올리기(어깨의 옆쪽)

## 1

다리를 어깨너비보다 조금 넓게 벌리고 선다. 양손에 페트병을 들고, 팔꿈치를 가볍게 굽힌 채 페트병을 배 옆쪽에 둔다.

## 2

4초에 걸쳐 팔을 어깨높이까지 옆으로 올리고, 다시 4초에 걸쳐 **1**의 자세로 돌아간다. '힘들어!'라고 느낄 때까지 이 동작을 반복한다.

**변형**

**팔꿈치를 편다**
팔꿈치를 편 채로 팔을 올리면 강도가 높아집니다.

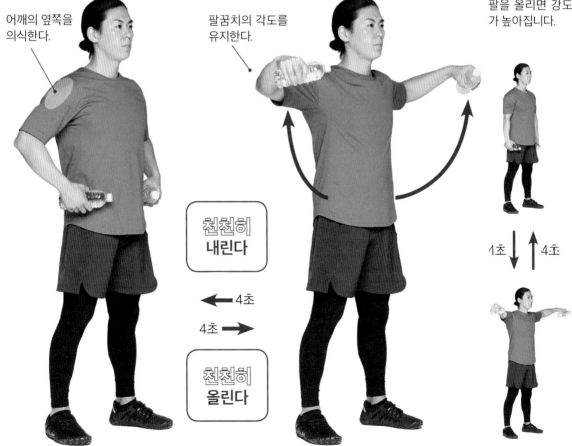

어깨의 옆쪽을 의식한다.

팔꿈치의 각도를 유지한다.

천천히 **내린다**

← 4초

4초 →

천천히 **올린다**

4초 ↓ ↑ 4초

# 페트병 들어 올리기(어깨의 뒤쪽)

## 1

다리를 어깨너비보다 조금 넓게 벌리고 서서, 무릎을 가볍게 굽히고 몸을 앞으로 기울인다. 양손에 페트병을 들고, 팔꿈치를 가볍게 굽혀서 페트병을 배 앞쪽에 둔다.

## 2

4초에 걸쳐 팔을 어깨높이까지 옆으로 올리고, 다시 4초에 걸쳐 **1**의 자세로 돌아간다. '힘들어!'라고 느낄 때까지 이 동작을 반복한다.

**변형**

**팔꿈치를 편다**
팔꿈치를 편 채로 팔을 올리면 강도가 높아집니다.

천천히 내린다 ← 4초 ← 천천히 올린다 → 4초 →

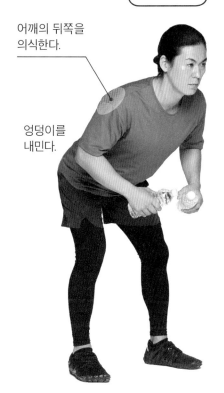

어깨의 뒤쪽을 의식한다.

엉덩이를 내민다.

팔꿈치의 각도를 유지한다.

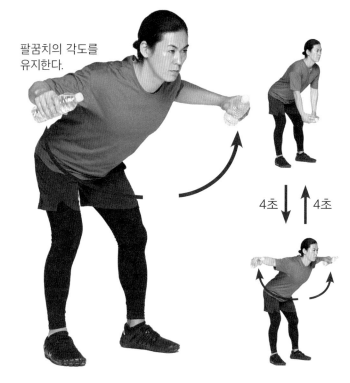

4초 ↓ ↑ 4초

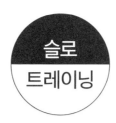
# 페트병 수평 돌리기

## 1

다리를 어깨너비보다 조금 넓게 벌리고 선다. 양손에 페트병을 들고 어깨높이까지 앞으로 올린다.

## 2

4초에 걸쳐 앞에서 뒤로 가능한 위치까지 수평으로 움직이고, 다시 4초에 걸쳐 **1**의 자세로 돌아간다. '힘들어!'라고 느낄 때까지 이 동작을 반복한다.

페트병을 어깨높이로 올리고 팔을 앞에서 뒤를 향해 수평으로 움직이세요. 어깨의 근육 전체에 힘을 주면서 천천히 움직이세요. 목을 움츠리면 다른 부분에 힘이 들어가니 주의하세요.

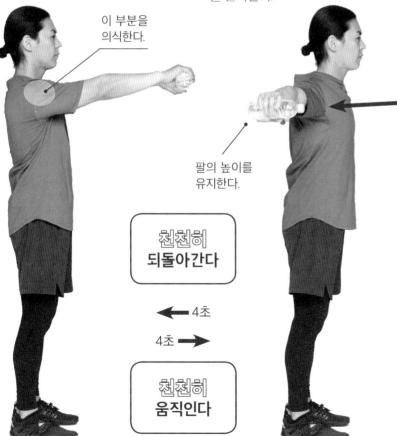

이 부분을
의식한다.

팔의 높이를
유지한다.

천천히
되돌아간다

◀— 4초

4초 ▶

천천히
움직인다

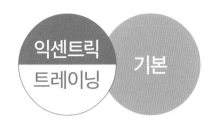
# 페트병 내리기(어깨의 앞쪽)

## 1

다리를 어깨너비보다 조금 넓게 벌리고 선다. 양손에 페트병을 들고, 팔꿈치를 가볍게 굽힌 채 페트병을 배 앞쪽에 둔다.

## 2

팔꿈치를 굽힌 채 팔을 어깨높이까지 앞으로 올린다.

팔을 올리는 동작이 아니라 팔을 내리는 동작을 의식하면서 어깨의 근육을 단련합니다. 포인트는 페트병의 무게를 느끼면서 서서히 움직이는 것입니다. 이것은 어깨의 앞쪽, 옆쪽, 뒤쪽의 세 방향 모두 마찬가지입니다.

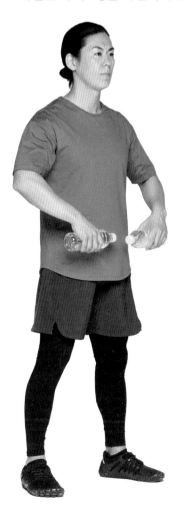

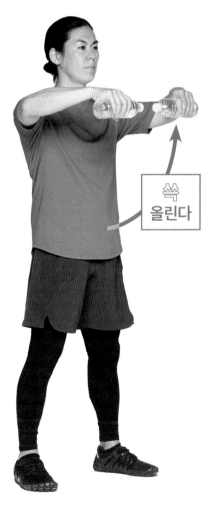

쓱
올린다

# 3

팔꿈치를 펴서 팔을 일직선으로
만든다.

# 4

어깨의 힘을 빼지 않은 채 팔을
천천히 내린다.

# 5

팔을 다 내렸으면 **1**의 자세로 돌
아간다. '힘들어!'라고 느낄 때까
지 이 동작을 반복한다.

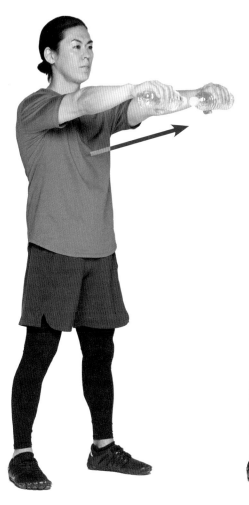

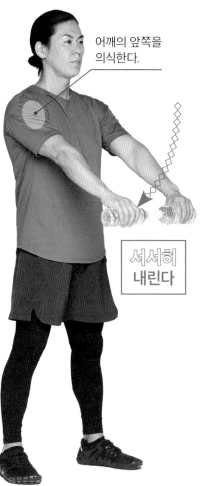

어깨의 앞쪽을
의식한다.

서서히
내린다

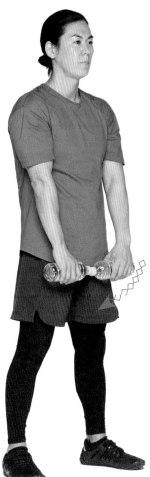

# 페트병 내리기(어깨의 옆쪽)

## 1

다리를 어깨너비보다 조금 넓게 벌리고 선다. 양손에 페트병을 들고, 팔꿈치를 가볍게 굽힌 채 페트병을 배 옆쪽에 둔다.

## 2

팔꿈치를 굽힌 채 팔을 어깨높이까지 옆으로 올린다. 팔꿈치를 펴서 팔을 일직선으로 만든다.

## 3

어깨의 힘을 빼지 않은 채 팔을 천천히 내리고, 다시 **1**의 자세로 돌아간다. '힘들어!'라고 느낄 때까지 이 동작을 반복한다.

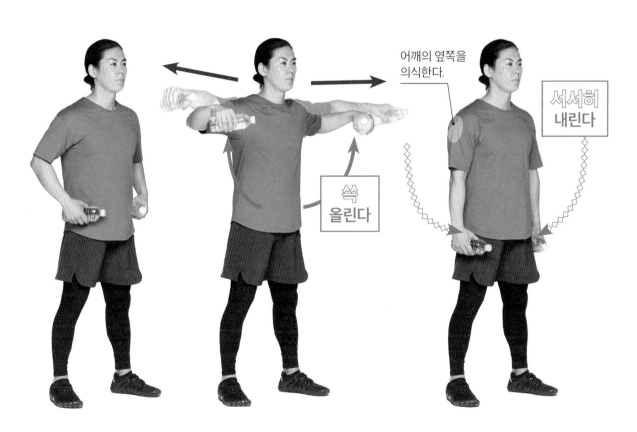

어깨의 옆쪽을 의식한다.

쓱 올린다

서서히 내린다

# 페트병 내리기(어깨의 뒤쪽)

## 1

다리를 어깨너비보다 조금 넓게 벌리고 서서, 무릎을 가볍게 굽히고 몸을 앞으로 기울인다. 양손에 페트병을 들고, 팔꿈치를 가볍게 굽혀서 페트병을 배 앞쪽에 둔다.

## 2

팔꿈치를 굽힌 채 팔을 어깨높이까지 옆으로 올린다. 팔꿈치를 펴서 팔을 일직선으로 만든다.

## 3

어깨의 힘을 빼지 않은 채 팔을 천천히 내리고, 다시 **1**의 자세로 돌아간다. '힘들어!'라고 느낄 때까지 이 동작을 반복한다.

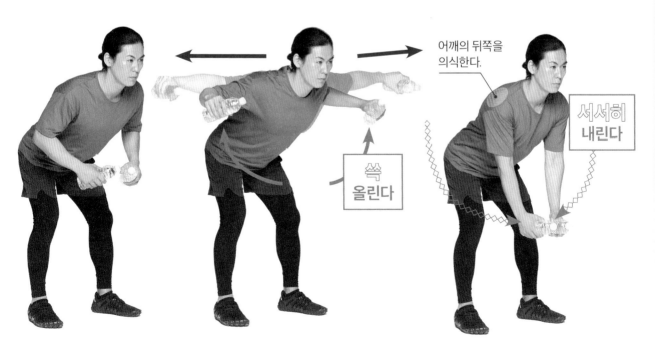

어깨의 뒤쪽을 의식한다.

쓱 올린다

서서히 내린다

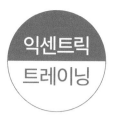
# 페트병 만세 돌리기

팔을 머리 위로 올린 다음 커다란 원호를 그리듯이 페트병을 내립니다. 어깨 주위의 근육이 단련되는 것은 물론이고 어깨를 크게 움직임으로써 어깨 결림을 해소하는 데도 도움을 줍니다.

## 1

다리를 어깨너비보다 조금 넓게 벌리고 선다. 양손에 페트병을 들고 넓적다리 앞쪽에 둔다.

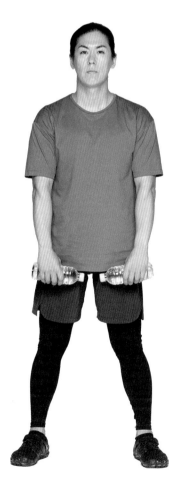

## 2

팔꿈치를 굽혀서 페트병을 어깨높이까지 올린다.

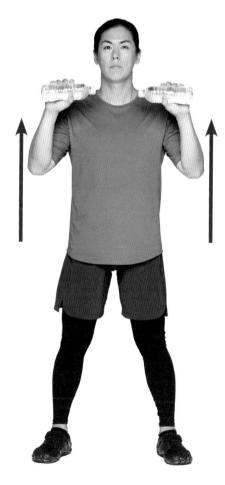

# 3

팔꿈치를 펴서 팔을 위로 뻗으며
페트병을 들어 올린다.

# 4

어깨의 힘을 빼지 않은 채 팔을 천천히 옆으로 내린다. 페트병의 바
닥과 바닥을 맞대듯이 팔을 아래까지 내렸으면 다시 **1**의 자세로
돌아간다. '힘들어!'라고 느낄 때까지 이 동작을 반복한다.

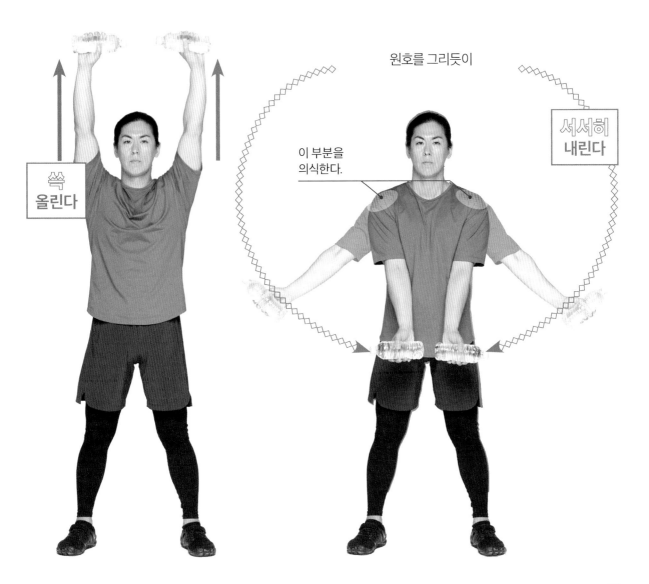

쓱
올린다

원호를 그리듯이

이 부분을
의식한다.

서서히
내린다

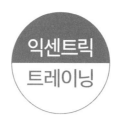

# 트라이앵글 팔굽혀펴기

어깨의 강화에 중점을 둔, 삼각형 자세로 하는 팔굽혀펴기입니다. 엉덩이를 올리면 팔굽혀펴기를 잘 못 하는 사람도 쉽게 할 수 있습니다. 손가락은 안쪽을 향하게 하고 팔꿈치를 서서히 굽히면 어깨의 근육에 자극을 줄 수 있습니다.

## 1

발끝을 세운 채 무릎을 꿇고, 양손을 몸 앞으로 내밀어 바닥을 짚는다. 엉덩이를 들고 무릎을 편다.

## 2

엉덩이를 든 채로 팔꿈치를 천천히 굽혀서 머리를 바닥에 가까이 접근시킨다.

쓱
**올린다**

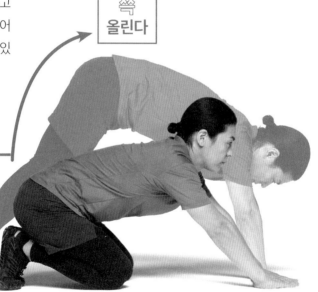

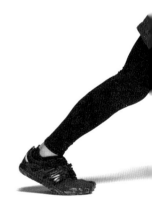

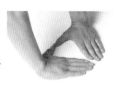

양손의 손가락은
안쪽을 향한다.

# 3

손과 손 사이에 머리를 댄다. 머리를 댄 채로 무릎을 바닥에 붙인 뒤 **1**의 자세로 돌아간다. '힘들어!'라고 느낄 때까지 이 동작을 반복한다.

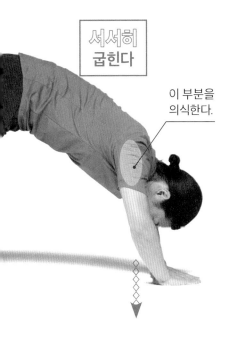

서서히
굽힌다

이 부분을
의식한다.

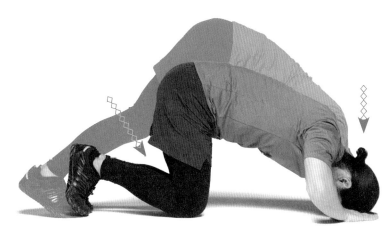

# 8

# 무거운 물건도
# 가볍게 들어 올린다!

## 【 팔 】

팔의 힘이 약해지면 장 보러 가는 것도 힘들어집니다. 또 발이 걸려 넘어
지려 할 때 손을 짚어서 몸을 보호하기 위해서도 팔의 힘이 필요하지요.
아무것도 하지 않으면 약해지는 위팔의 앞쪽 근육(상완이두근)과 뒤쪽 근
육(상완삼두근)을 만일의 경우를 대비해 단련하세요.

# '슬로 트레이닝'+'익센트릭 트레이닝'

## 기본 메뉴의 조합

**천천히 단련한다!**

### 슬로 트레이닝

**서서히 단련한다!**

### 익센트릭 트레이닝

【 위팔 앞쪽 】

**p.100**

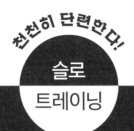

# 가방 들어 올리기

무게추를 넣은 가방을 들어 올려서 위팔 앞쪽의 근육에 자극을 줍니다.

플러스

**p.104**

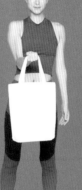

# 가방 내리기

위팔 앞쪽을 의식하면서 가방을 내립니다.

【 위팔 뒤쪽 】

**p.106**

# 가방 뒤로 들어 올리기

무게추를 넣은 가방을 등 뒤로 돌려서 올리고 내립니다.

플러스

**p.110**

# 가방 뒤로 내리기

위팔 뒤쪽을 의식하면서 가방을 천천히 내립니다.

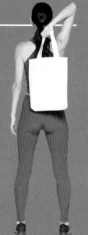

슬로 트레이닝부터 시작해 익숙해지면 기본 메뉴의 조합, 그 밖의 메뉴에 도전!

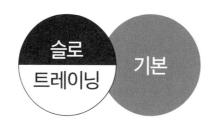

슬로
트레이닝
기본

# 가방 들어 올리기

## 1

다리를 어깨너비로 벌리고 선다. 무게추를 넣은 가방을 한 손으로 들고, 손바닥이 앞쪽을 향하게 한 채로 팔꿈치를 편다.

## 2

4초에 걸쳐 팔꿈치를 굽히고, 다시 4초에 걸쳐 **1**의 자세로 돌아간다. '힘들어!'라고 느낄 때까지 이 동작을 반복한다. 반대쪽도 똑같이 한다.

에코백을 사용해서 손쉽게 할 수 있는 트레이닝입니다. 에코백에 책 등 무게추가 될 만한 것을 넣고 아령 대신으로 삼아서 들어 올림으로써 위팔 앞쪽의 근육을 단련합니다. 팔꿈치를 움직이지 않고 들어 올리면 근육에 확실하게 힘이 들어갑니다.

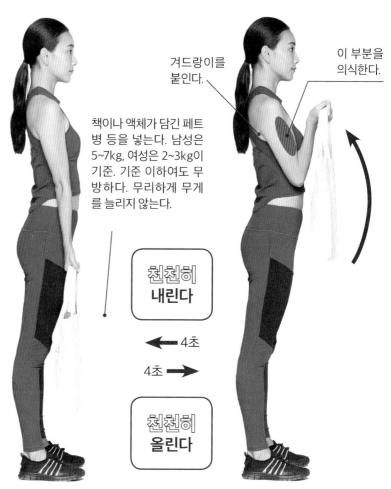

겨드랑이를 붙인다.

이 부분을 의식한다.

책이나 액체가 담긴 페트병 등을 넣는다. 남성은 5~7kg, 여성은 2~3kg이 기준. 기준 이하여도 무방하다. 무리하게 무게를 늘리지 않는다.

천천히 내린다

← 4초

4초 →

천천히 올린다

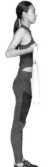

**나쁜 예**

팔꿈치를 뒤로 빼면 위팔 앞쪽의 근육을 자극하지 않는다.

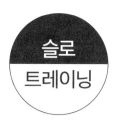

슬로
트레이닝

# 손바닥 밀어 올리기

## 1

다리를 어깨너비로 벌리고 선다. 팔을 뻗은 상태에서 손바닥을 위아래로 맞댄다.

## 2

위에서 눌러 부하를 걸면서 4초에 걸쳐 아래에서 위로 밀어 올린다. 그리고 다시 4초에 걸쳐 **1**의 자세로 돌아간다. '힘들어!'라고 느낄 때까지 이 동작을 반복한다. 반대쪽도 똑같이 한다.

손과 손을 서로 누르면서 아래쪽 손의 위팔 앞쪽 근육을 단련합니다. 단순한 동작이지만 효과는 매우 좋습니다. 자신의 손을 부하(負荷)로 이용하므로 버스나 지하철을 기다리는 시간 등 언제 어디서나 손쉽게 할 수 있습니다.

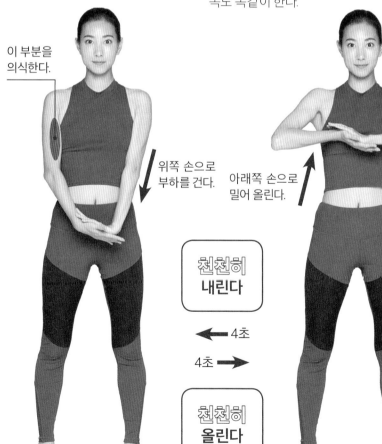

이 부분을 의식한다.

위쪽 손으로 부하를 건다.

아래쪽 손으로 밀어 올린다.

천천히 내린다

← 4초

4초 →

천천히 올린다

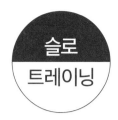

# 수건으로 다리 올리기 1

한쪽 무릎을 굽히고 수건을 두 다리 사이에 넣어서 넓적다리 뒤쪽에 댄 다음 양손으로 수건 끝을 잡는다.

자신의 다리 무게를 이용하는 트레이닝으로, 다리에 수건을 걸고 들어 올립니다. 위팔 앞쪽의 트레이닝이므로 다리를 높이 올릴 필요는 없습니다. 다리의 힘을 빼고 팔의 힘만으로 끌어올리세요.

천천히
내린다

4초

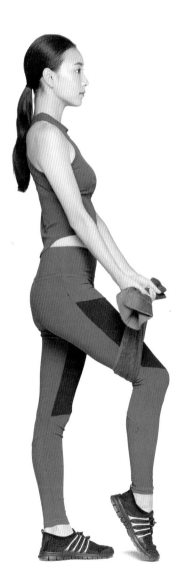

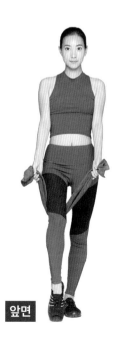

앞면

# 2

4초에 걸쳐서 수건을 끌어 올려 다리를 올리고, 다시 4초에 걸쳐 **1**의 자세로 돌아간다. '힘들어!'라고 느낄 때까지 이 동작을 반복한다. 반대쪽도 똑같이 한다.

천천히
**올린다**

4초

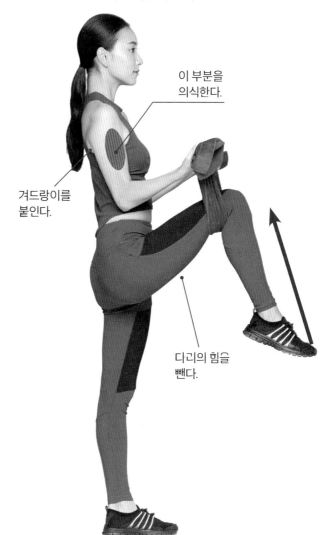

이 부분을
의식한다.

겨드랑이를
붙인다.

다리의 힘을
뺀다.

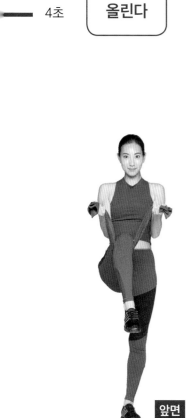

앞면

## 【 위팔 앞쪽 】

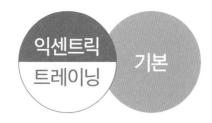

익센트릭 트레이닝 기본

# 가방 내리기

## 1

다리를 어깨너비로 벌리고 선다. 무게추를 넣은 가방을 한 손으로 들고, 손바닥이 앞쪽을 향하게 한 채로 팔꿈치를 편다. 반대쪽 손으로 손목을 잡는다.

## 2

팔꿈치를 굽혀서 가방을 올린다.

가방을 올릴 때는 반대쪽 손으로 보조하면서 팔꿈치를 굽히고, 내릴 때는 한 손으로 서서히 팔꿈치를 폅니다. 팔꿈치를 펼 때 항상 근육에 힘을 주면 위팔 앞쪽의 근육이 서서히 자극받는 것을 느낄 수 있습니다.

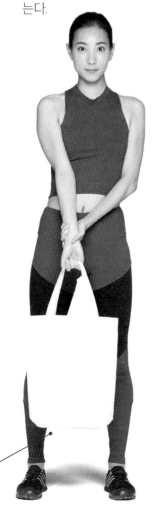

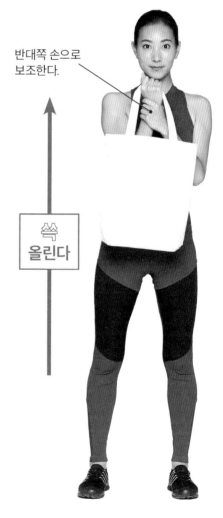

반대쪽 손으로 보조한다.

쓱 올린다

책이나 액체가 담긴 페트병 등을 넣는다. 남성은 5~7kg, 여성은 2~3kg이 기준. 기준 이하여도 무방하다. 무리하게 무게를 늘리지 않는다.

# 3

손목을 잡고 있던 반대쪽 손을 놓고, 천천히 팔꿈치를 펴면서 가방을 내린다.

# 4

팔꿈치가 완전히 펴졌으면 다시 **1**의 자세로 돌아간다. '힘들어'라고 느낄 때까지 이 동작을 반복한다. 반대쪽도 똑같이 한다.

이 부분을
의식한다.

서서히
내린다

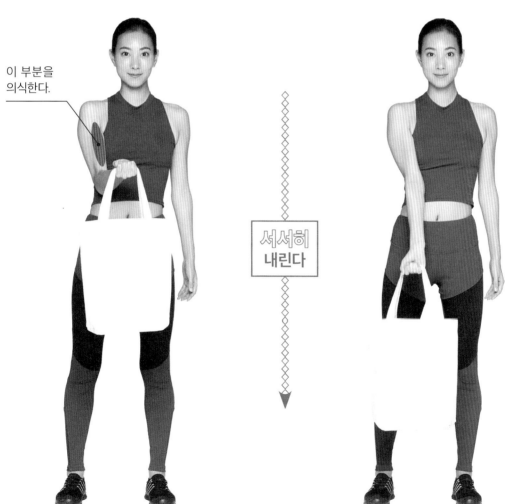

## 【 위팔 뒤쪽 】

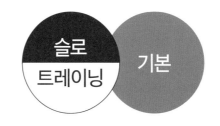

슬로
트레이닝 기본

# 가방 뒤로 들어 올리기

## 1

다리를 어깨너비로 벌리고 선다. 무게추를 넣은 가방을 한 손으로 들고, 등 뒤로 돌려서 팔꿈치를 굽힌다. 손바닥은 바깥쪽을 향한다.

## 2

4초에 걸쳐 팔꿈치를 펴고, 다시 4초에 걸쳐 **1**의 자세로 돌아간다. '힘들어!'라고 느낄 때까지 이 동작을 반복한다. 반대쪽도 똑같이 한다.

가방을 등 뒤에서 올리고 내리면 위팔 뒤쪽의 트레이닝이 됩니다. 팔꿈치를 확실하게 올리고 등줄기를 편 상태에서 팔을 곧게 뻗으세요. 위팔의 처진 살을 당겨주는 효과도 기대할 수 있습니다.

이 부분을 의식한다.

책이나 액체가 담긴 페트병 등을 넣는다. 남성은 5~7kg, 여성은 2~3kg이 기준. 기준 이하여도 무방하다. 무리하게 무게를 늘리지 않는다.

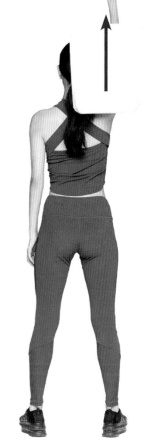

천천히
내린다

← 4초

4초 →

천천히
올린다

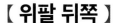

## 슬로 트레이닝

# 손바닥 누르기

## 1

다리를 어깨너비로 벌리고 선다. 팔을 굽힌 상태에서 손바닥을 위아래로 맞댄다.

## 2

아래에서 밀어 부하를 걸면서 4초에 걸쳐 위쪽 손으로 눌러서 내린다. 그리고 다시 4초에 걸쳐 **1**의 자세로 돌아간다. '힘들어!'라고 느낄 때까지 이 동작을 반복한다. 반대쪽도 똑같이 한다.

등을 곧게 편 채 천천히 허리를 낮추고, 다시 천천히 일어섭니다. 뒤에 있는 의자에 앉는다고 생각하면서 하세요. 도중에 힘을 빼지 말고 근육을 계속 사용하는 것이 포인트입니다. 횟수는 적더라도 넓적다리 앞쪽의 근육이 뻣뻣해져서 힘들어진다면 좋습니다.

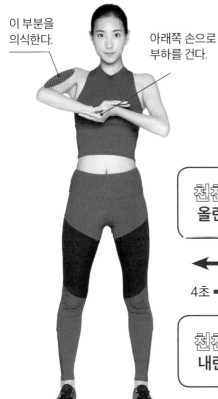

이 부분을 의식한다.

아래쪽 손으로 부하를 건다.

천천히 **올린다**

← 4초

4초 →

천천히 **내린다**

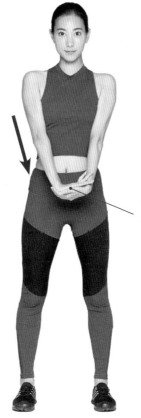

위쪽 손으로 누른다.

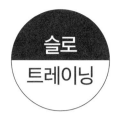

슬로
트레이닝

# 체어푸시

팔을 뒤로 뻗어서 의자의 좌면을 짚고 팔꿈치를 천천히 굽히고 폅니다. 엉덩이가 바닥에 닿지 않도록 팔의 힘으로 몸을 들어 올리기 때문에 위팔 뒤쪽의 근육을 단련하는 효과가 매우 큽니다. 이 자세가 힘들면 무릎을 굽히고 하세요.

## 1

양팔을 몸 뒤로 뻗어서 좌면을 짚고, 두 다리를 뻗는다.

천천히
올린다

4초

## 변형

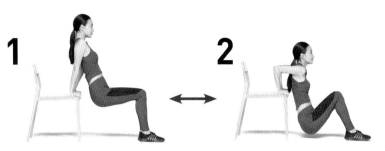

### 체어푸시의 변형

'체어푸시'가 힘들 경
우는 무릎을 굽히고
하면 수월해집니다.

**1** 양팔을 몸 뒤로 뻗어서 좌면을
짚고, 양 무릎을 굽힌다.

**2** 겨드랑이를 붙인 채 4초에 걸쳐 팔
꿈치를 굽혀서 엉덩이가 바닥에 닿
을 정도까지 내린다. 다시 4초에 걸
쳐 **1**의 자세로 돌아간다.

## 2

겨드랑이를 붙인 채 4초에 걸쳐 팔꿈치를 굽혀서
엉덩이가 바닥에 닿을 정도까지 내린다. 다시 4초에
걸쳐 **1**의 자세로 돌아간다. '힘들어!'라고 느낄 때까
지 이 동작을 반복한다.

4초

천천히
내린다

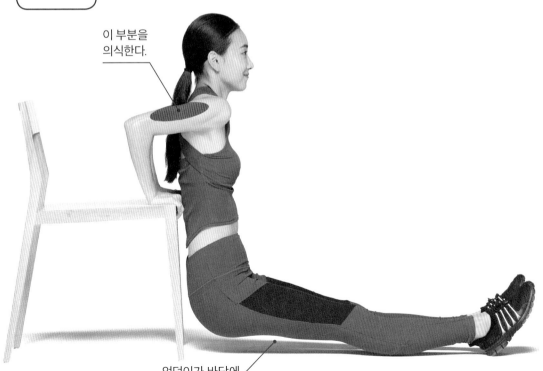

이 부분을
의식한다.

엉덩이가 바닥에
닿지 않게 한다.

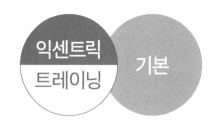

익센트릭 트레이닝　기본

# 가방 뒤로 내리기

## 1

다리를 어깨너비로 벌리고 선다. 무게추를 넣은 가방을 한 손으로 들고, 등 뒤로 돌려서 팔꿈치를 굽힌다. 손바닥은 바깥쪽을 향하며, 반대쪽 손으로 손목을 잡는다.

## 2

팔꿈치를 펴며 가방을 위로 들어 올린다.

가방을 들어 올릴 때는 반대쪽 손으로 보조하므로 힘이 들지 않습니다. 가방을 내릴 때는 한 손만 사용해 서서히 팔꿈치를 굽힙니다. 팔꿈치를 굽힐 때 천천히 가방을 내리면 위팔 뒤쪽 근육이 자극을 받습니다.

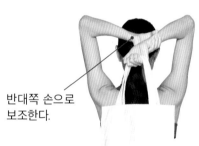

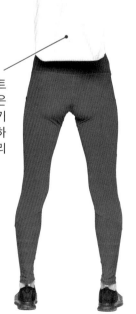

반대쪽 손으로 보조한다.

책이나 액체가 담긴 페트병 등을 넣는다. 남성은 5~7kg, 여성은 2~3kg이 기준. 기준 이하여도 무방하다. 무리하게 무게를 늘리지 않는다.

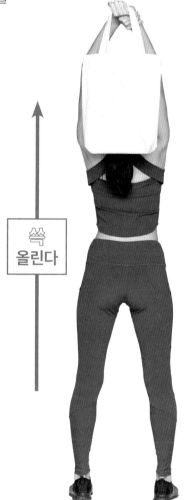

쑥 올린다

# 3

반대쪽 손을 놓는다.

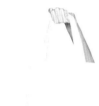

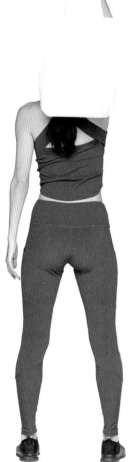

# 4

천천히 팔꿈치를 굽히면서
가방을 내린다

이 부분을
의식한다.

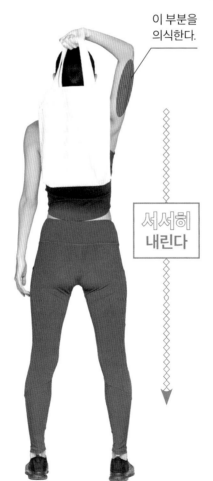

서서히
내린다

# 5

팔꿈치를 충분히 굽혔으면 **1**의 자
세로 돌아간다. '힘들어!'라고 느낄
때까지 이 동작을 반복한다. 반대
쪽도 똑같이 한다.

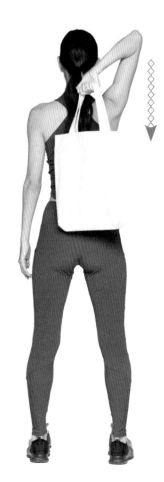

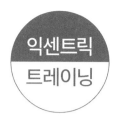

# 무릎 꿇고 팔굽혀펴기

일반적인 팔굽혀펴기는 몸을 들어 올릴 때 힘이 들지만, 무릎 꿇고 팔굽혀펴기는 무릎을 꿇어서 편하게 몸을 들어 올립니다. 그래서 몸을 아래로 내릴 때만 힘이 듭니다. 최대한 팔꿈치를 굽힌 다음 몸을 바닥에 대세요.

**1** 엎드려서 무릎을 90도로 굽히고, 겨드랑이를 붙인 채 양손으로 몸 옆을 짚는다. 팔꿈치를 펴서 상체를 들어 올린다.

**2** 무릎을 펴서 발을 바닥에 대고 몸을 들어 올린다.

**3** 팔꿈치를 천천히 굽힌다. 팔꿈치를 최대한 굽혔으면 몸을 바닥에 대고 **1**의 자세로 돌아간다. '힘들어!'라고 느낄 때까지 이 동작을 반복한다.

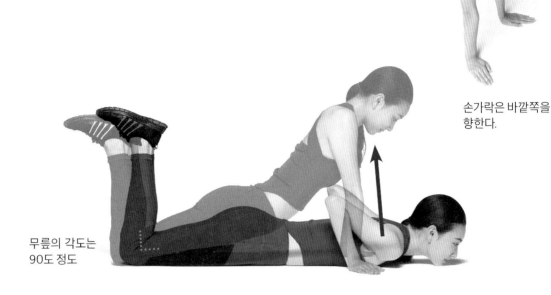

손가락은 바깥쪽을
향한다.

무릎의 각도는
90도 정도

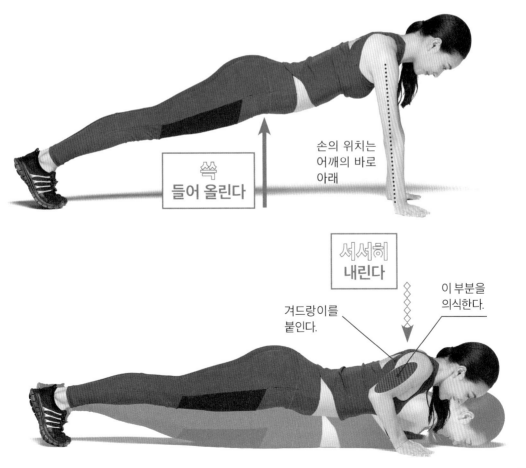

쑥
들어 올린다

손의 위치는
어깨의 바로
아래

서서히
내린다

이 부분을
의식한다.

겨드랑이를
붙인다.

113

# 초보자의 의문을
# 시원하게 해소한다!
# '근력 트레이닝 Q & A'

'효과는 얼마나 있을까?'
'근육통이 생기면 어떻게 해야 할까?'
'의욕이 나지 않을 때는 어떻게 대처해야 할까?' 등
근력 트레이닝과 관련된 여러 가지 질문에
히가 가즈오 트레이너가 대답합니다!

## Q 근력 트레이닝을 매일 해야 좋은가요?

### A 매일 할 필요는 없습니다.

근육을 크고 강하게 만들고 싶다면 주 2회, 유지하고 싶다면 주 1회 하세요. 그 이상 하더라도 효과가 크지 않습니다. 하루의 트레이닝은 힘들다고 느낄 정도의 부하로 3세트를 하는 것이 이상적입니다.

## Q 얼마나 해야 효과가 나타나나요?

### A 근력은 일주일만 운동해도 상승합니다.

근력은 일주일만 운동해도 차이를 느낄 수 있지만, 보디 라인이 변화하고 근육이 커지려면 2개월 정도는 걸립니다. 운동×식사의 노력을 얼마나 했느냐에 따라 변화의 속도가 달라지는데, '조금 힘들' 정도로만 한다면 천천히, '굉장히 힘들' 때까지 열심히 한다면 순식간에 변합니다.

## Q 근육이 전혀 붙지 않는데 왜 그런가요?

### A 개인차는 있지만, 근육이 붙지 않는 사람은 없습니다.

성별을 포함한 유전자적 요인 혹은 연령 등에 따라서 근육이 잘 붙는 사람과 그렇지 않은 사람이 있기는 합니다. 속근의 비율이 높은 사람일수록 근육이 잘 커집니다. 하지만 근육이 크고 강해지지 않는 사람은 없으니 열심히 노력하세요. 근육이 전혀 붙지 않는다면 아직 '덜 힘들게' 하고 있기 때문인지 모릅니다.

**Q** 근력 트레이닝은 자세가 중요한가요?

**A** 자세는 중요합니다.

특히 골반이나 척추와 관계가 있는 트레이닝은 올바른 자세로 하지 않으면 요통이 생길 위험성이 있으니 주의가 필요합니다. 횟수를 늘리기 위해 기세를 이용하지 말고, 느려도 좋으니 '근육으로 몸을 움직인다'는 생각으로 하세요.

**Q** 근력 트레이닝은 부위별로만 단련할 수 있나요?

**A** 네. 근력 트레이닝한 부위만 성장합니다.

트레이닝 원칙 중에는 '특이성의 법칙'이라는 것이 있어서, 트레이닝한 부위만 근육이 성장합니다. 예를 들어 팔의 근력 트레이닝을 해도 다리는 강해지지 않습니다. 단련하고 싶은 부위가 있으면 그 부위를 확실히 단련하세요.

**Q** 근육통이 있을 때 트레이닝해도 되나요?

**A** 트레이닝하더라도 특별한 이익은 없습니다.

근육통이 있을 때 트레이닝한다고 해서 효과가 전혀 없는 것은 아니지만, 아플 때 했다고 해서 특별한 추가 효과가 있지도 않습니다.

**Q** 근력 트레이닝을 해서는 안 되는 사람도 있나요?

**A** 삼가는 편이 좋은 사람은 있습니다.

부상 등으로 통증이 있는 사람은 삼가야 합니다. 또한 혈압이 너무 상승하면 위험한 사람도 피하는 것이 좋습니다.

**Q** 근육량은 어느 정도가 가장 좋나요?

**A** 어떤 몸을 만들고 싶은가에 따라 다릅니다.

자신이 어떤 몸을 지향하느냐에 따라 최적의 근육량이 달라집니다. 다만, 움직이는 것은 동물의 근원입니다. '일어서서 화장실에 걸어갔다가 돌아오는', 이 당연한 행동을 죽을 때까지 계속하려면 하반신의 근력을 언제까지나 유지할 필요가 있습니다.

**Q** 근력 트레이닝을 하면
살이 빠지나요?

**A** 근력 트레이닝만으로 살을
빼기는 어려울 것입니다.

분명히 말하는데, 근력 트레이닝만으로 살을 빼기는
어렵습니다. 근력 트레이닝의 역할은 '강해지는 것
(기능적이 되는 것)', '멋있어지는 것'입니다. 살을 빼기
위해서는 식사 조절도 중요합니다.

**Q** 근력 트레이닝을 하면
스트레칭을 해줘야 하나요?

**A** 할 수 있다면 하는 편이
좋습니다.

유연성을 얻고 싶다면 스트레칭을 합니다. 근력 트레
이닝은 관절을 충분히 움직이므로, 근력 트레이닝을
계속하면 기본적으로 유연성의 저하가 일어나지 않을
것입니다. 다만 더 유연해지지도 않으므로 유연성을
원한다면 스트레칭이 필요합니다.

**Q** 근력 트레이닝 전에
워밍업을 해야 하나요?

**A** 근육 온도를 높이는 워밍업을
하세요.

근육이 더 잘 움직이도록, 근육을 다치지 않도록 하
려면 근육 온도를 높일 필요가 있습니다. 그러려면
같은 근육을 부하가 가벼운 동작으로 움직이는 것
이 효과적입니다. 스쿼트라면 '깊게 하는' 것이 아니
라 '얕게 하는' 것입니다.

**Q** 트레이닝 후에 통증을
느꼈다면 어떻게
해야 하나요?

**A** 일단 식히세요.

먼저 환부를 식히고 통증이 가실 때까지 그 부위의 트
레이닝은 삼가세요. 다른 부위의 트레이닝은 해도 됩니
다. 부상과 근육통은 다릅니다. 가장 큰 차이점은 직후
에 일어나느냐 24시간 이후에 일어나느냐입니다. 트레
이닝 직후라면 부상이므로 식혀야 합니다.

**Q** 근력 트레이닝을 하면
오십견이 낫나요?

**A** 개선되는 방향으로 나아가는
경우가 많습니다.

확실하지는 않지만, 개선된 경우가 많습니다. 특히 상
반신을 타깃으로 삼은 트레이닝은 어깨 관절이나 견갑
골 주위의 근육을 사용하는 경우가 많은데, 이에 따라
근육의 혈액 흐름이 높아져서 통증을 일으키는 물질
이 감소해 움직임이 원활해진 사례가 많습니다.

**Q 몸이 유연해야 좋은가요?**

**A 일상생활에서라면 극단적인 유연성은 필요 없습니다.**

다리를 180도로 벌릴 수 있다고 해서 이익을 보는 사람도, 벌리지 못한다고 해서 손해를 보는 사람도 그리 많지는 않을 것입니다. 다만 일상생활에서 불편을 겪고 있다면 그것을 해결할 정도의 유연성은 필요하다고 생각합니다.

**Q 키운 근육을 유지하려면 어떻게 해야 하나요?**

**A 주 1회, 혹은 주 2회의 근력 트레이닝을 계속하세요.**

한번 키운 근육은 주 1회 혹은 주 2회의 근력 트레이닝으로 유지할 수는 있다고 합니다. 느슨한 근력 트레이닝을 주 2회 계속할 바에는 강도 높은 근력 트레이닝을 2주에 1회 하는 것도 좋다고 생각합니다.

**Q 근육통이 있을 때는 어떻게 해야 좋을까요?**

**A 근육의 혈류량을 늘리세요.**

욕탕에 몸을 담그거나 주물러서 풀어주거나 스트레칭을 하거나 워킹을 하는 등의 방법으로 근육의 혈액 흐름을 좋게 만드세요.

**Q 의욕이 나지 않을 때는 어떻게 해야 할까요?**

**A 허들을 낮춰보세요.**

의욕이 나지 않을 때는 '스트레칭만이라도 하자', '팔굽혀펴기를 한 번만 해보자' 등 허들을 낮춰보십시오. 팔굽혀펴기를 1회만 하자고 해도 1회만 하고 끝내는 사람은 생각보다 없습니다. '기왕 시작했으니 더 하자!'가 되는 것입니다. 또한 트레이닝 우선순위를 높이는 것은 중요합니다. '시간이 나면 하자'는 식으로는 대부분 하지 못합니다. 업무처럼 일정표에 일정을 적어 넣으세요.

**Q 무엇을 동기로 삼아서 근력 트레이닝을 해야 할까요?**

**A 자기 나름의 목표를 정해야 합니다.**

동기 부여는 사람에 띠리 다릅니다. 다만 한 가지 이야기할 수 있는 점은 자기 나름의 목표를 결정해야 한다는 것입니다. ① 무엇을 위해(동기 부여), ② 언제까지, ③ 어느 정도로, 같은 것입니다. 이와 함께 ④ 달성하면 ○○하자, ⑤ 달성하지 못하면 ○○하자 같은 당근과 채찍을 자신의 내부에, 혹은 다른 사람과 함께 정해놓는 것도 동기를 유지하는 데 상당히 효과가 있습니다.

# 좋은 근육을 만들기 위한 10가지 식사 규칙

인간의 행동은 크게 '움직인다', '먹는다', '잔다'의 세 가지로 나눌 수 있습니다.
'근력 트레이닝'을 시작한 사람은 '움직인다'라는 행동을 늘려서 몸을 변화시키려 하고 있으므로
그 밖의 행동도 바꿔나가는 것이 중요합니다.
이것은 운동선수뿐 아니라 일반인도 마찬가지입니다.
그러면 '먹는다'에 대해서는 어떤 점에 주의해야 할까요?
좋은 근육 만들기를 돕는 식사 규칙을 소개합니다.

RULE

## ①

## 밥, 주 반찬, 부 반찬의 황금 비율은 '1:1:2'

먼저 기억해둬야 할 점은 '영양은 팀 플레이를 한다'는 것입니다. 근육은 단백질에서 만들어지지만, 단백질만 먹어서는 좋은 근육을 만들 수 없습니다.

입으로 섭취한 고기나 생선 등의 단백질이 인간의 근육이 되려면 많은 에너지가 필요합니다. 그 에너지원이 되는 것이 밥이나 빵, 면 등의 탄수화물이지요. 에너지를 원활하게 만들어내려면 채소나 해조류 등에 들어 있는 비타민과 미네랄이 반드시 있어야 합니다. 영양 팀의 연계 플레이가 가장 효과적으로 이루어지는 탄수화물, 단백질, 비타민·미네랄의 비율은 '1:1:2'입니다. 그러니 밥(탄수화물), 주 반찬(단백질 식품), 부 반찬(채소, 버섯, 해조류)을 이 비율에 맞춰서 섭취하세요.

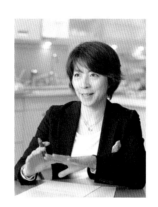

**이시카와 미치(石川三知)**

보디 리파이닝 플래너. 야마나시학원대학교 스포츠과학부 비상근 강사. 질병 영양 상담 일을 한 뒤 도쿄공업대학교 근무를 거쳐 스포츠 영양 지도를 시작했다. 올림픽 메달리스트를 비롯해 수많은 운동선수의 영양 지원을 하고 있다.

RULE

## (2)

# 근육을 키우고 싶다면 당질을 섭취해야 한다

"근력 트레이닝을 시작해서 단백질 섭취량을 늘렸는데 좀처럼 근육이 붙지 않네"라고 말하는 사람은 하루의 식사량, 특히 탄수화물의 섭취량이 부족한 탓에 섭취한 단백질 식품의 에너지가 생명 유지를 위해 사용되고 있을 가능성이 있습니다. 또한 단백질 식품을 자신의 근육으로 바꿀 때도 에너지가 필요한데, 그 에너지가 부족하면 그것을 메우기 위해 근육이 에너지원으로 사용됩니다. 그래서 근육이 지금보다 더 줄어드는 경우도 있지요.

탄수화물을 충분히 섭취하면 단백질의 대사가 원활하게 진행되어 근육이 붙습니다. 그 결과 지금까지보다 기초 대사가 높아지고 트레이닝의 양도 늘릴 수 있으므로 체지방이 감소하고 근육은 더 붙는 선순환이 만들어집니다. 탄수화물을 섭취하지 않아서 기운이 없는 채로 성과가 나지 않는 근력 트레이닝을 하는 것보다 균형 있게 섭취하고 근력 트레이닝을 해야 확실하게 이상적인 몸에 가까워질 수 있습니다.

# 단백질 식품을 매끼 섭취해서 근육 회복의 기회를 놓치지 않는다

근력 트레이닝을 하고 나면 손상된 근섬유가 회복됨에 따라 근육이 크고 강해집니다. 이것을 초회복이라고 하지요(9페이지 참고). 이 과정에서 필요한 것은 충분한 휴식과 영양입니다. 영양이 공급되지 않으면 근육의 회복이 진행되지 않기 때문에 근육을 회복시키기 위해서는 근육이 필요로 하는 타이밍에 영양을 공급해야 합니다. 근육이 영양을 원하는 타이밍에 영양 공급이 끊어지면 근육이 회복되지 못하는 것이지요.

영양 공급이 끊어지지 않게 하려면 아침, 점심, 저녁을 규칙적으로 먹고 매끼 단백질 식품을 섭취하는 것이 중요합니다. 한 끼라도 거르면 근육의 요구에 대응하지 못해 좋은 근육을 만들 기회를 놓치고 말지요. 세 끼를 규칙적으로 먹는 것에는 영양의 편중을 방지하고 생활 리듬을 바로잡는 등의 여러 이점이 있습니다. 여기에 근육의 회복 타이밍을 놓치지 않기 위해서라도 세 끼를 규칙적으로 먹는 것이 중요하다는 사실을 기억해두세요.

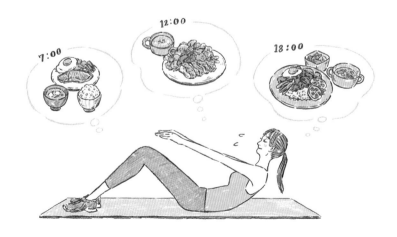

## 4

### 근육뿐 아니라 뼈도 생각하면서 영양을 섭취한다

몸을 지탱하고 운동을 하기 위한 근육은 뼈에 붙어 있습니다. 뇌에서 지령을 받아 근육이 수축하면 뼈가 움직이고, 이에 따라 몸이 움직이지요. 근육 없이 뼈를 움직일 수는 없습니다. 또한 골밀도와 근육량에는 상관관계가 있어서 골밀도가 낮으면 근육량을 늘리기가 어려워집니다. 집의 기둥이 가늘고 약하면 튼튼한 지붕이나 벽을 설치할 수가 없는데, 뼈와 근육도 마찬가지입니다.

그러므로 근육을 만들기 위해서는 '단백질'뿐 아니라 '칼슘'도 함께 섭취해서 골밀도가 낮아지지 않게 해야 합니다. 또한 근력 트레이닝을 통해서 근섬유 한 가닥 한 가닥이 굵어지면 근육 파열 등의 위험성이 높아지는데, 이것을 방지해주는 것이 '비타민C'입니다. 비타민C에는 끈기를 유지해서 근섬유가 끊어지지 않게 하는 효과가 있으므로 기껏 키운 근육이 다치는 일을 막기 위해서도 의식적으로 섭취하시기 바랍니다.

## 5

### 동물성 단백질과 식물성 단백질을 고루 섭취한다

단백질을 포함하는 식품에는 '동물성'과 '식물성'이 있습니다. 동물성은 고기나 생선, 달걀, 우유, 유제품이고 식물성은 콩과 콩 가공식품입니다. 식사를 할 때는 이것들을 조합해서 섭취하세요.

단백질은 아미노산이라는 작은 단위가 무수히 연결된 것으로 단백질의 종류에 따라서 구성되는 아미노산의 종류와 연결 방식, 수가 다릅니다. 우리의 몸을 구성하는 아미노산에는 20종이 있지요. 하지만 몸속에서는 11종의 아미노산밖에 만들지 못하기 때문에 나머지 9종은 식품에서 섭취해야 합니다. 이것을 필수 아미노산이라고 부릅니다 여기에서 중요한 것이 9종의 아미노산을 과부족 없이 섭취하는 일인데 이를 위해서는 여러 가지 단백질을 섭취하는 것이 효율적입니다. 그래서 동물성과 식물성 단백질이 들어 있는 식품을 매끼 섭취하는 것이 중요하지요.

# 꼭꼭 씹어 먹어서 소화 흡수의 스위치를 켠다

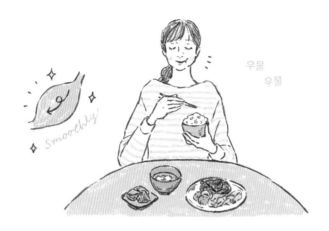

어렸을 때 부모님에게 "꼭꼭 씹어 먹어야 소화가 잘 된단다"라는 말을 들었던 기억이 있을 것입니다. 그러면 소화에 관해 다시 한번 생각해봅시다. 입을 통해서 들어온 음식물은 소화 기관을 지나면서 분해되어 작은 단위가 되고 장에서 흡수되어 필요한 조직에 전달됩니다. 이것이 소화와 흡수의 흐름입니다.

꼭꼭 씹지 않고 삼키면 소화에 시간이 걸립니다. 그러면 각 조직에 영양이 잘 전달되지 않아서 근육의 회복이 늦어지고 빼앗기지 않아도 될 체력을 빼앗기게 됩니다. 그래서 좋은 근육을 만들려면 원활한 소화가 매우 중요합니다.

원활한 소화를 위한 가장 간단한 방법은 꼭꼭 씹는 것입니다. 씹으면 스위치가 켜져서 위액 등 소화액의 분비가 촉진됩니다. 또한 꼭꼭 씹어서 음식물의 표면적이 늘어나면 소화액에 닿는 부분도 많아집니다. 여기에 소화관(입에서 항문까지 하나로 연결된 약 10미터 길이의 관)의 움직임도 활발해져서 음식물을 흡수하는 장까지 보내기가 쉬워지지요. 이처럼 꼭꼭 씹는 것에는 여러 이점이 있으니 꼭 실천하세요.

# ⑦

# 단백질을 원활하게 소화할 수 있도록 궁리한다

식재료의 선택이나 조리 방법에 따라 단백질의 원활한 소화를 촉진할 수 있습니다. 아래의 방법을 참고하세요.

## □ 소화가 잘 되는 것은 고기보다 생선이나 두부

지질(脂質)이 적은 식재료가 더 빨리 소화됩니다. 그러므로 몸이 피곤할 때는 불필요한 체력을 사용하지 않도록 고기보다 생선이나 두부에서 단백질을 섭취하세요.

## □ 소금누룩이나 요구르트에 재우는 '재움 기법'을 이용한다

닭가슴살이나 돼지고기 로스 등 가열하면 쉽게 딱딱해지는 고기의 경우 소금누룩이나 강판에 간 채소, 요구르트 등에 재우는 '재움 기법'을 이용하면 편리합니다. 효소나 유산균 덕분에 고기가 부드러워지므로 소화를 도울 수 있지요.

## □ 덩어리 고기보다 얇게 저민 고기나 다진 고기를 선택한다

덩어리 고기보다 얇게 저민 고기, 얇게 저민 고기보다 다진 고기가 덩어리가 작아지는 만큼 빨리 소화됩니다. 고기를 선택할 때는 모양을 보고 그때그때 알맞은 것을 고르세요.

## □ 매실 장아찌나 식초 등 신맛이 나는 것과 함께 조리한다

닭의 날갯죽지나 정어리 등 뼈가 붙어 있는 식재료를 요리할 때는 매실장아찌나 식초 등 신맛이 나는 것과 함께 조리하는 방법을 추천합니다. 산 덕분에 살이 잘 떨어지고 고기가 부드러워집니다.

## 정제도가 낮은 탄수화물 식품을 고른다

흰쌀을 정제하기 전인 현미나 배아미에는 비타민B군이나 마그네슘 등 수많은 영양소가 들어 있습니다. 흰쌀은 먹기 좋고 색도 하얀 것이 맛있어 보이지만, 본래의 영양을 잃게 되는 것입니다.

비타민B군이나 마그네슘은 당질을 에너지로 바꿀 때 필요하며, 이것이 없으면 몸속의 에너지 공장을 충분히 가동할 수 없습니다. 그러므로 당질을 에너지로 확실히 바꾸려면 흰쌀보다 현미나 배아미를 먹는 편이 효율적이지요.

쌀뿐 아니라 설탕이나 밀가루 등도 정제도가 낮은 흑설탕이나 전립분 쪽이 중요한 영양소를 함께 섭취할 수 있다는 측면도 있습니다. 감자류나 대두 이외의 콩류, 호박이나 당근, 과일 등도 추천하는 탄수화물 보급원입니다.

## 채소는 '뿌리·줄기', '잎', '열매'를 골고루 먹는다

비타민이나 미네랄은 팀플레이를 하므로 골고루 섭취하는 것이 중요합니다. 그러니 비타민이나 미네랄의 보급원이 되는 채소를 먹을 때는 의식적으로 '뿌리·줄기', '잎', '열매'에서 각각 선택함으로써 식물의 다양한 부위를 먹도록 하세요.

우리는 채소의 맛있는 부분만 먹습니다. 토마토의 경우, '열매'는 먹지만 '뿌리'나 '잎'을 먹는 사람은 없을 것입니다. 그러므로 토마토에 시금치 같은 '잎', 우엉이나 무 같은 '뿌리'를 조합함으로써 식물의 각 부위를 골고루 갖추면 비타민이나 미네랄을 균형 있게 섭취할 수 있습니다.

| 대표적인 채소 | | |
| --- | --- | --- |
| [뿌리·줄기] | [잎] | [열매] |
| 우엉 | 시금치 | 토마토 |
| 무 | 소송채 | 오이 |
| 연근 | 청경채 | 옥수수 |
| 토란 | 브로콜리 | 가지, 피망 |
| 당근 | 양배추, 부추 | 파프리카 |

# 비타민과 미네랄로 신경 전달을 좋게 한다

근육의 움직임은 신경 전달과 커다란 관계가 있습니다. 예를 들어 '팔을 굽히자'라고 생각하면 그 지령이 뇌에서 나와 신경에 전달되며 팔의 근육에 도착해서 팔을 굽히는 동작으로 이어집니다. 이 신경 전달에 꼭 필요한 영양소가 비타민B군과 칼슘, 마그네슘이지요.

비타민B군은 정보를 운반하기 위한 신경 전달 물질과 관계가 있고, 칼슘과 마그네슘은 정보를 주고받는 것과 관계가 있습니다. 이것들이 부족하면 정보 전달이 제대로 되지 않기 때문에 생각대로 몸을 움직이지 못합니다.

발에서 쥐가 나는 등의 시스템 에러를 일으키고 말지요. 그 밖의 영양소나 스트레스 등도 신경 전달에 영향을 끼치기 때문에 원인을 한 가지로 좁힐 수는 없지만, 무엇인가가 부족한 것만큼은 분명합니다.

근육에 올바른 자극이 들어오지 않으면 근육 트레이닝을 해서 움직여도 결과로 이어지지 않습니다. 그러므로 올바른 근육의 움직임을 지원하기 위해서도 비타민과 미네랄을 보급하는 것이 중요합니다.

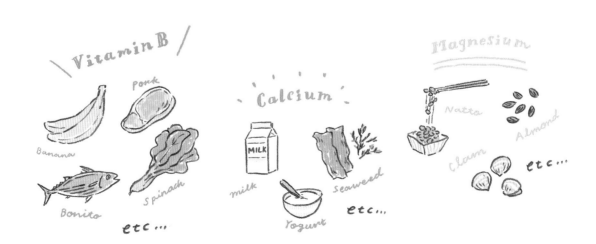

# 근육 인덱스

## FRONT

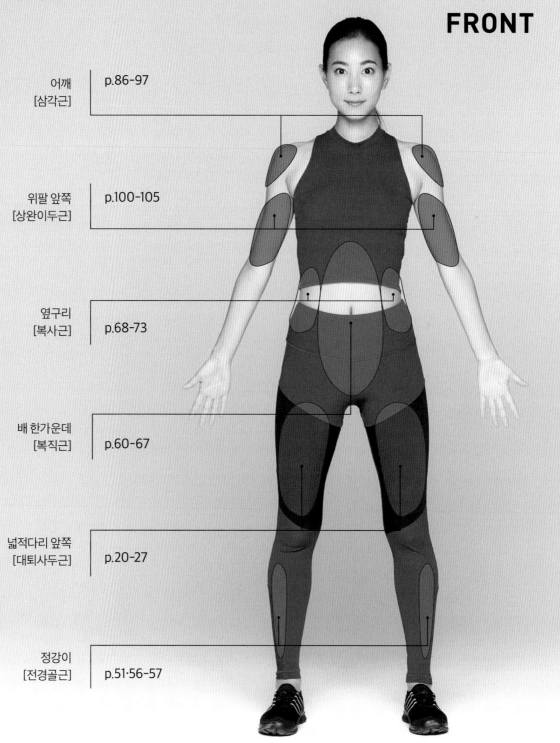

어깨
[삼각근]
p.86-97

위팔 앞쪽
[상완이두근]
p.100-105

옆구리
[복사근]
p.68-73

배 한가운데
[복직근]
p.60-67

넓적다리 앞쪽
[대퇴사두근]
p.20-27

정강이
[전경골근]
p.51·56-57

# BACK

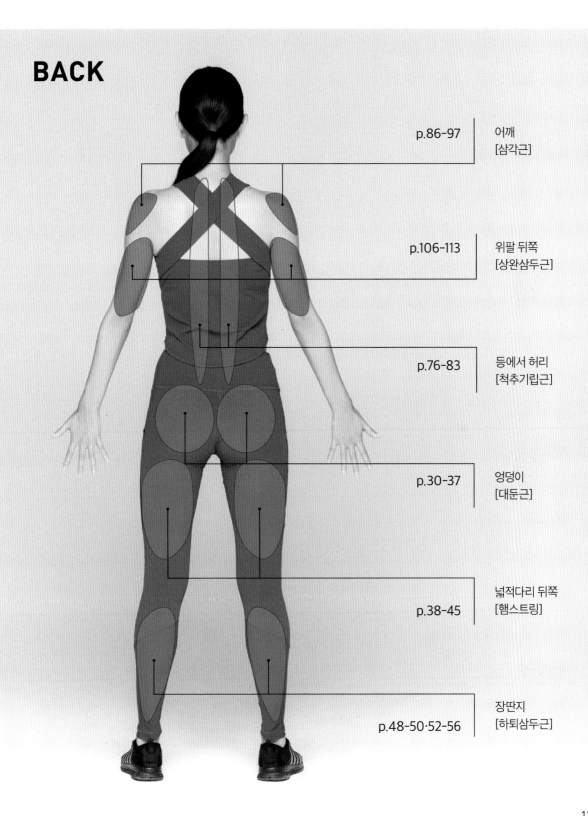

p.86-97 — 어깨
[삼각근]

p.106-113 — 위팔 뒤쪽
[상완삼두근]

p.76-83 — 등에서 허리
[척추기립근]

p.30-37 — 엉덩이
[대둔근]

넓적다리 뒤쪽
[햄스트링]
p.38-45

장딴지
[하퇴삼두근]
p.48-50·52-56

## 슬로 트레이닝 플러스

1판 1쇄 인쇄 | 2020년 5월 12일
1판 1쇄 발행 | 2020년 5월 18일

지은이 히가 가즈오 · 이시이 나오카타 · 이시카와 미치
옮긴이 이지호
펴낸이 김기옥

실용본부장 박재성
편집 실용1팀 박인애
영업 김선주  커뮤니케이션 플래너 서지운
지원 고광현, 김형식, 임민진

디자인 제이알컴
인쇄 · 제본 민언프린텍

펴낸곳 한스미디어(한즈미디어(주))
주소 121-839 서울시 마포구 양화로 11길 13(서교동, 강원빌딩 5층)
전화 02-707-0337 | 팩스 02-707-0198 | 홈페이지 www.hansmedia.com
출판신고번호 제 313-2003-227호 | 신고일자 2003년 6월 25일

ISBN 979-11-6007-489-5   13510

책값은 뒤표지에 있습니다.
잘못 만들어진 책은 구입하신 서점에서 교환해 드립니다.

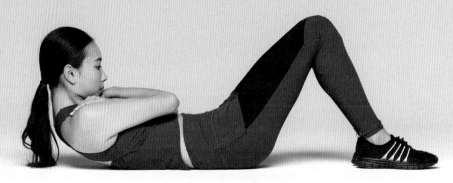